AF190969

Dr. Andreas Modrzejewski

Wir essen und trinken uns krank

Dr. med. Andreas Modrzejewski
Facharzt für Psychiatrie
71631 Ludwigsburg
Email: mod58@arcor.de

Dr. Andreas Modrzejewski

Wir essen und trinken uns krank

Der Zusammenhang zwischen modernem Lebensstil und modernen Krankheiten

Aus der Nahrung kommen Krankheit und Heilung

Paracelsus

Die Informationen in diesem Buch dienen der Vorsorge und ursächlichen Behandlung von Krankheiten. Sie ersetzen jedoch keine ärztliche Behandlung. Der Autor übernimmt für Schäden, die durch die Empfehlungen entstehen, keine Haftung.

Copyright 2007 Dr. Andreas Modrzejewski
Herstellung und Verlag: Books on Demand GmbH, Norderstedt
ISBN-13: 9783837012101

Vorwort

Liebe Leser,

als begutachtender und beratender Arzt in der amtsärztlichen, sozialmedizinischen und versorgungsärztlichen Abteilung eines Gesundheitsamtes bin ich ständig mit chronischen Erkrankungen, Behinderung und Pflegebedürftigkeit konfrontiert. Die moderne Medizin hat einerseits in der Notfallmedizin und im chirurgischen Bereich enorme Fortschritte gemacht, steht andererseits den sich seuchenartig ausbreitenden chronischen Zivilisationskrankheiten zunehmend hilflos gegenüber. Man geht zum Beispiel heute in Deutschland von 7 bis 8 Millionen zuckerkranken Menschen (Diabetiker) aus. Für das Jahr 2010 werden 10 Millionen Diabeteskranke prognostiziert, das heißt, jeder achte Bundesbürger wird dann, wenn die etablierte Medizin nicht umdenkt und der Einzelne seinen Lebensstil nicht ändert, an dieser Stoffwechselkrankheit leiden.

Die in der Schulmedizin übliche symptomatische Behandlung unterdrückt zwar vorübergehend die akuten Beschwerden, beseitigt jedoch nicht die Krankheitsursachen. Deshalb kommt es zur Chronifizierung der Erkrankung mit entsprechenden Einschränkungen der Körperfunktionen, also zu Behinderungen. Bei versorgungsärztlichen Begutachtungen fällt mir auf, dass Personen mit erworbenen Behinderungen immer jünger werden. Chronische Erkrankungen treten inzwischen bei den Kindern 10 bis 20 Jahre früher auf als noch bei den Eltern.

Auch das gesundheitliche Elend in den Pflegeheimen wird immer größer. Inzwischen leiden 80 bis 90% der Pflegeheimbewohner an einer sogenannten Altersverwirrtheit (Demenz). Sie sitzen meistens in den Heimen teilnahmslos um einen großen Tisch herum und warten auf die nächste Mahlzeit. Eine Unterhaltung zwischen den Heimbewohnern findet nur selten statt. Die Pflegekräfte haben für die Pflegebedürftigen wenig Zeit. Die finanzielle Unterstützung durch die Pflegeversicherung reicht lediglich für „sauber, satt und mobil". Eine Zuwendung darüber hinaus ist wegen des knappen Personals kaum möglich. Wer keine Angehörigen oder Bekannte hat, die sich zusätzlich um ihn kümmern, vereinsamt in den Heimen zunehmend.

Als Amtsarzt habe ich die Möglichkeit, mehr neutraler Beobachter zu sein, da ich im Gegensatz zu meinen Kollegen im Krankenhaus oder in der eigenen Praxis nicht so sehr wirtschaftlichen Zwängen unterworfen bin. Als neutraler Beobachter, der die Entwicklung im Gesundheitswesen mit großer Besorgnis wahrnimmt, kann ich entweder resignieren und „den Kopf in den Sand stecken" oder versuchen, etwas zur Änderung des Krankheitselends beizutragen.

Das vorliegende Buch möchte den ursächlichen Zusammenhang zwischen Risikofaktoren und modernen chronischen Erkrankungen aufzeigen und an medizinische Laien wie Fachleute appellieren, unserer Gesundheit zuliebe möglichst viele Risikofaktoren abzubauen. Wie Sie sehen werden, kommt dabei der Ernährung bzw. der Ernährungsumstellung die größte Bedeutung zu. Aber auch Bewegungsmangel, Dauerstress und Genussgifte haben, besonders wenn sie stark ausgeprägt sind, erhebliche negative Auswirkungen auf unsere Gesundheit.

Kritische und deutliche Worte sind manchmal unumgänglich, um zu einer Veränderung beizutragen, denn nur wer gegen den Strom schwimmt hat eine Chance, irgendwann an die Quelle zu gelangen.

Andreas Modrzejewski
Oktober 2007

Inhaltsverzeichnis

1. Aktuelle Situation

1.1. Die erschütternde Bilanz der Zivilisationskrankheiten

Durch medizinischen und technischen Fortschritt, besonders aber durch Verhaltensänderung haben wir die Ära der Infektionserkrankungen in den Industrienationen überwunden. Früher starben 40% der Deutschen an Infektionskrankheiten wie Tuberkulose, Cholera oder Typhus. In der Dritten Welt sterben heute immer noch über 30% der Menschen an infektionsbedingten Krankheiten. In der westlichen Welt machen Infektionskrankheiten nicht einmal mehr 1% der Todesursachen aus.

Seit über 60 Jahren leben wir jetzt in der Ära der Zivilisationskrankheiten. **Jeder zweite Nordamerikaner und Europäer stirbt an den Folgen von verstopften Blutgefäßen (Arteriosklerose), jeder Vierte an Krebs.** Während die Gefäßerkrankungen langsam rückläufig sind, nehmen die Krebserkrankungen weiter zu. Wenn wir so weiterleben wie bisher, werden Krebserkrankungen in wenigen Jahren in der westlichen Welt Todesursache Nummer eins sein.

Die moderne Medizin lässt den Menschen trotz zahlreicher chronischer Erkrankungen alt werden, aber in welchem Zustand. In den westlichen Industrienationen wird es inzwischen fast als normal angesehen, dass älter werden gleichbedeutend ist mit chronischen Erkrankungen, Behinderung, mangelnder Fitness und Pflegebedürftigkeit. Ebenso wird hingenommen, dass chronisch Kranke, Behinderte und Pflegebedürftige immer jünger werden.

Die Kosten für Diagnose und Behandlung der Zivilisationskrankheiten, für Arbeits- und Erwerbsunfähigkeit sowie für Pflegebedürftigkeit steigen Jahr für Jahr immer weiter an und sind bald nicht mehr bezahlbar.

In der folgenden Übersicht ist das erschreckende Ausmaß der Zivilisationskrankheiten in Deutschland pro Jahr auszugsweise dargestellt:

❖ **280 000 Herzinfarkte**
   Der Herzinfarkt ist in der westlichen Welt derzeit noch die häufigste Todesursache.

11

- ❖ **250 000 Schlaganfälle**
  Gehirnschäden aufgrund von Durchblutungsmangel oder wegen einer Hirnblutung sind die häufigste Einzelursache für Pflegebedürftigkeit.
- ❖ **360 000 Krebsneuerkrankungen**
  Die Geisel der modernen Zivilisation ist derzeit bei uns die zweithäufigste Todesursache (210 000 Krebstodesfälle pro Jahr).
- ❖ **8,5 Millionen Osteoporosekranke**
  Als Folge erleiden jährlich drei Millionen Deutsche Wirbelbrüche und 130 000 Oberschenkelhalsbrüche.
- ❖ **8 Millionen Gallensteinträger**
  Es werden pro Jahr 100 000 Gallenoperationen notwendig.
- ❖ **6 Millionen Arthrosekranke**
  Jährlich werden 180 000 künstliche Hüftgelenke und 100 000 künstliche Kniegelenke eingesetzt. Die Tendenz ist steigend.
- ❖ **1,7 Millionen Demenzkranke**
- ❖ **Über zwei Millionen Menschen sind pflegebedürftig.**

1.2. Unterschiedliche Häufigkeit der Zivilisationskrankheiten weltweit

Auffallend ist, dass verschiedene Zivilisationskrankheiten weltweit sehr unterschiedlich häufig auftreten.

Krebserkrankungen

In Tabelle 1 wird deutlich, dass **Frauen in den USA und in Europa fast 10-mal häufiger als Frauen in ländlichen Gebieten Chinas an Brustkrebs erkranken.** Selbst im industrialisierten Japan erkranken 3-mal weniger Frauen an Brustkrebs als in der westlichen Welt. In Europa gibt es ein deutliches Nord-Süd-Gefälle bei dieser Erkrankung. In Finnland erkranken fast doppelt so viele Frauen an Brustkrebs wie in Griechenland.

Beim Prostatakrebs ist das Nord-Süd-Gefälle in Europa noch ausgeprägter. In Finnland erkranken 120 von 100 000 Männern neu an diesem Karzinom, in Griechenland nur 27. Deutschland liegt mit 73 Neuerkrankungen pro 100000 im oberen Mittelfeld. Besonders nachdenklich macht die Erkenntnis,

dass in Finnland Männer 60-mal häufiger an einem Prostatakarzinom erkranken als im städtischen China. Gegenüber den auf dem Land lebenden Chinesen erkranken die Finnen sogar 240-mal häufiger an dieser Erkrankung.

Eine hohe Krebshäufigkeit besteht also in der westlichen Welt bzw. bei Völkern, die einen westlichen Lebensstil pflegen, in den USA, Kanada, Europa und Australien. Dort erkrankt jeder Dritte an Krebs und jeder Vierte stirbt daran. **Eine eher niedrige Krebshäufigkeit kann man in Asien, Afrika, Südamerika und bei Veganern in den USA und in Europa feststellen.** In China ist bei Krebserkrankungen ein deutliches Stadt-Land-Gefälle beobachtbar. Brustkrebs wird deshalb in China auch als „Reiche-Frauen-Krankheit" bezeichnet. **Keine oder fast keine Krebserkrankungen werden bei Naturvölkern und bei Wildtieren beobachtet.** Bei Volksstämmen wie den Hunza, Eskimo, Abchasier, bei nordamerikanischen Indianern und eingeborenen Bevölkerungen tropischer Regionen in Südamerika und Afrika konnten bei traditioneller Lebensweise keine Krebserkrankungen festgestellt werden. Wildtiere, auch Hunde, Katzen und Bären, erkranken in freier Wildbahn so gut wie nie an Krebs. **Bei Haushunden dagegen ist Krebs die häufigste, bei Hauskatzen die dritthäufigste Todesursache.** Im Zoo von Diego (USA) starben innerhalb von sechs Jahren sieben von 10 Bären an Krebs.

Autoimmunerkrankungen

Auch beim Diabetes mellitus Typ 1 gibt es innerhalb Europas und weltweit bei den Neuerkrankungen auffallende Unterschiede. In Finnland, dem Land mit dem höchsten Pro Kopf Verbrauch an Milchprodukten, tritt der Typ I Diabetes 4-mal häufiger auf als in Griechenland. **In Asien, wo bis jetzt kaum Milchprodukte konsumiert werden, ist die Neuerkrankungsrate an dieser Form der Zuckerkrankheit sogar 20 bis 400-mal niedriger. Beim Morbus Crohn ist eine hohe Inzidenz in den USA auffallend, die bis zu 140-mal höher ist als in Asien.** Finnland und Deutschland verzeichnen 3-mal so viele Neuerkrankungen wie Griechenland.

Auch der Bestand an Krankheiten, die Prävalenz, ist weltweit sehr unterschiedlich. In Finnland leiden 200 Personen, in den USA 170, in Deutschland 150 pro 100 000 Einwohner an einer Multiplen Sklerose. In Griechenland sind es lediglich 20 Personen, in Japan 2, im städtischen China 1 und im ländlichen China weniger als eine Person pro 100 000 Einwohner, die von dieser Krankheit betroffen sind (siehe Tabelle 2).

Osteoporose

Osteoporose tritt in Finnland sehr häufig, in den USA und in Deutschland, häufig, in Griechenland weniger häufig, in Japan selten, in städtischen Gebieten Chinas sehr selten in Erscheinung. **In ländlichen Gebieten Chinas ist diese degenerative Knochenerkrankung fast unbekannt.**

Inzidenz (Neuerkrankungen) pro 100 000 Einwohner (ASR 2002)

	Brustkrebs	Prostatakrebs	Diabetes mellitus Typ I	Morbus Crohn
Europa	42 – 92	27 – 120	9 – 40	4 – 7
Finnland	**85**	**120**	**40**	6
Deutschland	80	**73**	15	5
Griechenland	52	27	9	2
USA	**101**	38 – 93	**33**	**7 – 14**
Japan	**32**	7	**2**	0,8
China, Stadt	**22**	**2**	**1**	0,5
Indien	**19**	**5**		
China, Land	**11**	**0,5**	**0,1**	**0,1**

Tabelle 1

Prävalenz (Bestand) pro 100 000 Einwohner (ASR 2002) / Gesamtzahl der Erkrankten

	Multiple Sklerose	Diabetes mellitus Typ I
Finnland	**200** / 10500	**267** / 14000
USA	**170** / 500000	**220** / 650000
Deutschland	150 / 120000	**244** / 200000
Griechenland	**20** / 2200	**60** / 6600
Japan	**2** / 2600	**13** / 17000
China, Stadt	**1** / 6000	**7** / 45000
China, Land	**< 1 / < 6000**	
Europa / Welt	450000 / 1200000	

Tabelle 2

Quellen: **Beliveau R., Gingras D., Krebszellen mögen keine Himbeeren, Kösel, Plant J., Das Leben in deiner Hand, Goldmann Rollinger M., Milch besser nicht, Jou Verlag**

1.3. Die Ohnmacht der Schulmedizin gegenüber den Zivilisationskrankheiten

Ab Mitte bis Ende des 19. Jahrhunderts hat sich besonders unter dem Einfluss der immer einflussreicher werdenden Mikrobiologie und der immer mächtiger werdenden Industrie ein großer Wandel in der Medizin vollzogen. **In der bis dahin naturheilkundlich orientierten Medizin standen der ganze Mensch, eine ganzheitliche Auffassung über Gesundheit und Krankheit und natürliche, biologische Behandlungsmethoden im Vordergrund.** Es galt das Prinzip: Wer heilt, hat recht. Besonders der Ernährung wurde große Bedeutung zugemessen. Ein altes Sprichwort aus der chinesischen Medizin lautet: „Krankheiten haben viele Väter, aber die Mutter ist immer die Ernährung". Von dem Griechen Hippokrates stammt der Ausspruch: „Deine Nahrung soll deine Medizin sein und die Medizin deine Nahrung". Der mittelalterliche Gesundheitslehrer Paracelsus bemerkte: „Aus der Nahrung kommen Krankheit und Heilung". **Die Vorbeugung von Krankheiten durch einen gesunden Lebenswandel, besonders durch eine gesunde Ernährung, spielte über Jahrtausende eine große Rolle.**

Die heutige **Hightech-Reparaturmedizin,** die in erster Linie Bioersatzteile und Medikamente verordnet, hat durchaus Erfolge in der Notfallmedizin und Chirurgie zu verzeichnen. Sie **hat jedoch den Kampf gegen die Zivilisationskrankheiten längst verloren.** Moderne Krankheiten wie Osteoporose, Arthrose, Autoimmunerkrankungen, Herzinfarkt und Krebs breiten sich in der westlichen Welt epidemieartig aus. Die Schulmedizin erlebt besonders bei Krebserkrankungen seit Jahrzehnten ein „medizinisches Vietnam". Von 1980 bis 2000 sind trotz umfangreicher, milliardenschwerer Forschung mehr amerikanische Frauen an Brustkrebs gestorben, als amerikanische Soldaten im Korea-, Vietnam-, Ersten und Zweiten Weltkrieg zusammengefallen sind. 1900 erkrankte eine von 100000 Frauen an Brustkrebs, 1950 schon 8 von 100 000 und im Jahre 2000 sogar 20 von 100000 Frauen.

Die fünf großen Probleme der Schulmedizin

Die seuchenartige Ausbreitung der Zivilisationskrankheiten hat vor allem fünf wesentliche Gründe:

1. Viel zu wenig Krankheitsvorbeugung (Prävention)

Unsere medizinischen, wissenschaftlichen, politischen und finanziellen Anstrengungen sind überwiegend auf die Diagnostik, Früherkennung und Behandlung von Krankheiten ausgerichtet statt auf deren Verhütung.
Die Schulmedizin beschäftigt sich mit Reparatur, nicht mit Gesundheit. Im Medizinstudium füllt die Prävention nicht einmal 1% der Unterrichtszeit aus, während in großem Umfang Krankheitslehre und Pharmakologie vermittelt werden.
Ein nicht unwesentlicher Grund dafür ist, dass sich mit Gesunden nicht viel Geld verdienen lässt. **Doch in absehbarer Zeit wird unsere Gesellschaft die ständig steigenden Kosten für Diagnostik und Behandlung nicht mehr aufbringen können.**

2. Symptomatische Linderungsbehandlung anstatt ursächlicher Heilbehandlung

Ursachen von Krankheiten werden geleugnet oder für unbedeutend angesehen. Stattdessen werden Organerkrankungen als Grund für die Zivilisationskrankheiten angegeben. Das Herz oder die Niere sind eben krank. Am ehesten lässt man noch schicksalhafte Faktoren, wie das Erbgut, Viren oder das Alter, gegen die die Schulmedizin bis heute wenig ausrichten kann, als Ursache für Zivilisationskrankheiten gelten. Da kein ganzheitliches Krankheitsverständnis mehr existiert, wird nicht der Mensch, sondern einzelne Symptome und Krankheiten behandelt. **Der Kranke wird dadurch nicht geheilt, denn jede Heilbehandlung setzt die Kenntnis der Krankheitsursache voraus.** Wenn man Krankheit mit einem überlaufenden Waschbecken vergleicht, wird von der Schulmedizin lediglich das überlaufende Wasser aufgewischt, jedoch nicht der Wasserhahn zugedreht.
Zur Rechtfertigung der Schulmedizin muss man jedoch auch feststellen, dass sich die meisten Menschen erst dann um ihre Gesundheit kümmern, wenn sie sie verloren haben. In jungen Jahren machen sie oft auf Kosten ihrer Gesundheit Karriere und Geld, das sie im höheren Alter zunehmend wieder für Krankheitskosten ausgeben müssen. **Die symptomatische Behandlung mit Medikamenten kommt den meisten Patienten entgegen, da sie ihren Lebensstil nicht oder nicht wesentlich ändern müssen.**

Eine ursächliche Behandlung verlangt oft eine erhebliche Umstellung der Ernährungs- und Verhaltensweise.

Wieder scheint ein wesentlicher Grund der symptomatischen Behandlung zu sein, dass Geheilte für diejenigen, die mit der Krankheit das große Geld verdienen, verlorene Kunden sind. **Viele Menschen in der westlichen Welt leben davon, dass Krankheiten überhaupt auftreten oder unheilbar sind.**

3. Das Prinzip der traditionellen Medizin „Primum non nocere" (zuerst nicht schaden) ist vergessen worden

Inzwischen sind unter schulmedizinischer Behandlung Todesfälle durch Therapien die dritthäufigste Todesursache. **Viele Medikamente sind so giftig, dass durch sie gerade die Krankheiten erzeugt werden, gegen die sie so wirksam sein sollen.** Besonders tragische Beispiele sind die aktuellen Therapiemaßnahmen bei AIDS und Krebs. Der Pillen-Wahn hat jährlich in den USA rund 800000 Todesfälle zu verantworten.

4. Auf Glauben anstatt auf Wissen ist die komplette Behandlung von chronischen Erkrankungen aufgebaut

An jahrzehntealten medizinischen Theorien, die von epidemiologischen Fakten, seriösen Studien und therapeutischen Misserfolgen widerlegt werden, wird unbelehrbar festgehalten. **Insgesamt haben irreführende Tierversuche und Doppelblindstudien mehr Gewicht als Heilerfolge.** Ein klassisches Beispiel ist die Mutationstheorie bei der Krebsentstehung, die eine Behandlung mit hochgiftigen Medikamenten (Zytostatika) rechtfertigt. Solange Hunderte von Milliarden Dollar mit der Chemotherapie verdient wird, scheint ein Umdenken aus wirtschaftlicher Sicht schwierig zu sein. Wenn überholte Theorien zur Krankheitsentstehung ins Wanken geraten, werden entweder gesteuerte Studien in Auftrag gegeben oder man beruft sich darauf, dass die herrschende Theorie allgemein anerkannt ist und deshalb nicht mehr hinterfragt werden muss. Neben der geballten Marktmacht von Nahrungsmittel-, Pharma-, Diät- und Fitness-Industrie trägt häufig unkritischer Journalismus zu der Verbreitung von Halbwahrheiten bei.

5. Die Schulmedizin ist vollkommen abhängig von der Industrie

Die moderne Medizin ist abhängig und hilflos ohne Hightech-Geräte und chemisch-giftige Medikamente. Die Industrie hat deshalb die Ärzte weitgehend auf die Stufe von Befehlsempfängern und Händler herabgewürdigt. Ärzte können nicht mehr Doktoren (Lehrer) sein, sondern sind pharmaziegesteuerte „Fließbandmechanisten" und „Pillenverschreiber". **Ein – paar – Minuten – Geräteauswertung bildet die Basis für die Einzelorganbehandlung mit giftigen Medikamenten.**
Global operierende, Multi-Milliarden Dollar schwere Pharmakonzerne sponsern die Erfindung ganzer Krankheiten und Behandlungsmethoden und schaffen so neue Märkte für ihre Produkte. Die Wissenschaft sollte unabhängig sein von Wirtschaft und Politik. Ansonsten dringt vieles, was entdeckt wurde, nie an die Öffentlichkeit. Diese Unabhängigkeit besteht leider nicht mehr. **Der primäre Zweck der modernen kommerziellen Medizin-Wissenschaft ist nicht die Gesundheit der Patienten zu maximieren, sondern der Profit.** Die Forschung wird von Interessen gesteuert. **Im Jahresbericht Korruption 2006 der Bundesregierung wird kritisiert, dass 40% der medizinischen Studien im Jahr 2005 nachweislich getürkt oder durch Sponsoring manipuliert wurden.**
Die Schulmedizin wird von etwa 200 hochbezahlten, pharmaorientierten „Wissenschaftspäpsten" beherrscht. Sie bestimmen als Hochschullehrer darüber, was gelehrt wird, vergeben Forschungsgelder, sind Gutachter für die Politik und Justiz und sind Sprachrohr („Mietmäuler") und verlängerter Arm der Ernährungs-, Pharma- und Gerätetechnikindustrie. In der Ärzteausbildung fehlen unter ihrem Einfluss der ganzheitliche Ansatz, die Lehre über die Notwendigkeit vollwertiger Ernährung und Kenntnisse über Mikronährstoffe.

Doch Diagnostik und Therapie von Krankheiten reichen nicht aus, die modernen Seuchen einzudämmen. **Ursachenforschung und Prävention müssen immer mehr in den Vordergrund treten, wenn längerfristig unser Gesundheitssystem eine Chance haben soll.**

Quellen

**Bechter J., Neue Wege zu Gesundheit durch erfolgreiche Medizin,
    Sensei Verlag**
Bruker M. O., Unsere Nahrung – unser Schicksal, emu verlag
Engelbrecht T., Köhnlein C., Virus Wahn, emu verlag
Plant J., Das Leben in deiner Hand, Goldmann
Rollinger M., Milch besser nicht, Jou Verlag

2. Die Entstehung der Zivilisationskrankheiten

2.1. Risikofaktoren

Epidemiologische Fakten und Migrationsstudien zeigen, dass sowohl genetische Unterschiede, als auch Umweltfaktoren und Stressbelastungen bei der Entstehung von Zivilisationserkrankungen von untergeordneter Bedeutung sind.

Auf eine geringe Bedeutung des Erbguts bei modernen Krankheiten weisen folgende epidemiologische Beobachtungen hin:
- Hongkong-Chinesen oder reiche Asiaten in Malaysia und Singapur mit westlichen Ernährungsgewohnheiten weisen Brust- und Prostatakrebsraten wie Westler auf.
- **Wenn Chinesen oder Japaner in den Westen auswandern, haben ihre Kinder das gleiche Brust- und Prostatakrebsrisiko wie die einheimische Bevölkerung.** Nach der Auswanderung hält die Elterngeneration meistens auch im Ausland an ihrer traditionellen Ernährung fest, während sich ihre Kinder dagegen immer mehr der Ernährung des Gastgeberlandes anpassen.
- **Hawaii-Paradoxon:** 30 von 100 000 weißen Amerikanern europäischer Herkunft, die in Kalifornien leben, und 2 von 100 000 Japanern, die in ihrem Heimatland leben, erkranken an einer Multiplen Sklerose. Wandern beide Volksgruppen nach Hawaii aus, geht bei Amerikanern das Erkrankungsrisiko auf 10,5 pro 100 000 Einwohner zurück und steigt das Risiko der Japaner auf 6,5 pro 100 000 Einwohner. Ihr Erkrankungsrisiko gleicht sich immer mehr an.
- Bei Annahme einer westlichen Lebensweise erkranken die früher weitgehend krebsfreien Eskimos und nordamerikanischen Indianer noch häufiger als der Durchschnittsamerikaner an Krebs.
- In Norwegen erkranken Bewohner von ländlichen Agrargegenden fünf Mal so häufig an einer Multiplen Sklerose wie Bewohner der nahe daran liegenden Fischergegenden an der Küste. Landwirte und Fischer gehören derselben ethnischen Bevölkerungsgruppe an.
- Krebs ist bei Haushunden die häufigste, bei Hauskatzen die dritthäufigste Todesursache. In freier Natur erkranken Hunde und Katzen nur sehr selten an Krebs.

Folgende Beobachtungen weisen auf eine geringe Bedeutung der Umwelt bei der Entstehung von Zivilisationskrankheiten hin:

- Japanerinnen und Japaner erkranken trotz ähnlichem Stress und ähnlicher Umweltverschmutzung deutlich weniger an Brust- und Prostatakrebs (siehe Seite 14).
- **Frauen in der DDR hatten trotz höherer Luftverschmutzung vor der Wiedervereinigung ein deutlich niedrigeres Brustkrebsrisiko als Frauen im Westen.** Seit 1990 steigt trotz besserer Luft die Brustkrebsrate im Osten Deutschlands deutlich an.
- Die Sieben-Tage-Adventisten, eine religiöse Vereinigung, haben in Kalifornien trotz gleicher Umweltverschmutzung weniger als 50% der Krebserkrankungen.
- **In der westlichen Welt sterben 25% der Mischköstler, jedoch nur 6% der Veganer an Krebs.**
- Das Hawaii-Paradoxon (siehe oben) unterstützt auch die These der geringen Bedeutung von Umweltfaktoren für die Entstehung moderner Krankheiten. Japaner sind in ihrem Heimatland wesentlich größeren Umweltbelastungen ausgesetzt.
- Multiple Sklerose tritt in den kanadischen Prärien deutlich häufiger auf als in den wesentlich höher industrialisierten Regionen von Süd-Ontario.

Die oben aufgeführten epidemiologischen Erkenntnisse weisen darauf hin, dass nur ein Hauptfaktor, nämlich die Ernährung bzw. eine Fehlernährung, alle oben dargelegten Phänomene erklären kann. Sie ist der weitaus wichtigste Risikofaktor für die Entstehung von Zivilisationskrankheiten. Daneben spielen Genussmittel, Drogen und chemische Medikamente, Bewegungsmangel, Dauerstress und toxische Umweltfaktoren eine gewisse Rolle. **Eine die Gesundheit erhaltende Ernährung kann die anderen Risikofaktoren jedoch kompensieren, wenn sie nicht zu ausgeprägt sind.** Ein exzessiver Alkoholmissbrauch oder extremer Dauerstress zum Beispiel können natürlich für sich alleine zu schweren gesundheitlichen Schäden führen.

Quellen
Embry A. F., Wahrscheinliche Ursache für Multiple Sklerose,
www. Atelier-pe.de/embry.html
Plant J., Das Leben in deiner Hand, Goldmann

2.1.1. Fehlernährung

Wie oben beschrieben, erkranken Europäer und US-Amerikaner wesentlich häufiger an Zivilisationserkrankungen als Asiaten. Außerdem wurde auf Völker hingewiesen, die kaum unter modernen Krankheiten leiden. **Im Westen wird Ernährung in erster Linie als Kalorien- und Vitaminzufuhr verstanden. In Asien hingegen war die Ernährung immer mit der Erhaltung der Gesundheit assoziiert.** Die westliche Ernährung und die traditionelle asiatische Ernährung unterscheiden sich in wesentlichen Punkten (siehe Tabelle 3). Erstaunlich ist, dass Asiaten, die sich traditionell ernähren, in der Regel ein normales Körpergewicht haben, obwohl sie 20% mehr Kalorien zuführen als Westler. Auch sind sie weitgehend frei von Osteoporose, obwohl sie im Vergleich zum Europäer und Nordamerikaner wegen des fehlenden Milchproduktekonsums nur 50% der täglichen Kalziummenge zu sich nehmen.

Das Volk der Hunza, das im Karakorum in Nordpakistan lebt, bleibt seit Jahrhunderten bei traditioneller Ernährung weitgehend von Zivilisationskrankheiten verschont. Es ist bekannt für seine außergewöhnliche Gesundheit, für Langlebigkeit und für Fitness bis ins hohe Alter. **Krebserkrankungen konnten von verschiedenen Forscherteams bei ihnen nicht festgestellt werden.** Seit wenigen Jahrzehnten sind auch westliche Ernährungsgewohnheiten zu den Hunzas durchgedrungen. Seither treten auch bei ihnen vereinzelt Krebserkrankungen auf. Die Ernährungsweise der Hunza ist in Tabelle 4 dargestellt. **Allen Völkern, die weitgehend von Zivilisationskrankheiten verschont werden, ist trotz sehr unterschiedlicher Ernährung gemeinsam, dass ihre Ernährung Vitamin B17 – reich ist und sie keine Kuhmilchprodukte konsumieren.**

Westliche Ernährung	Traditionelle asiatische Ernährung
Sehr viele Proteine, ca. 70% tierische Eiweiße • sehr viele Milchprodukte • viele Fleisch- und Wurstwaren • wenig Hülsenfrüchte und Nüsse • keine Sojaprodukte	**Weniger Proteine, nur ca. 7% tierische Eiweiße** • keine Milchprodukte • etwas Fleisch • mehr Hülsenfrüchte und Nüsse • viele Sojaprodukte
Hoher Zucker- und Weißmehlkonsum • viele Süßigkeiten und zuckerhaltige Getränke • viele helle Back- und Teigwaren	**Geringerer Zucker- und Weißmehlkonsum**
Wenig Obst und Gemüse	Viel Obst und gekochtes Gemüse
Sehr wenig Samen	Zu wenig Samen
Wenig Grüner Tee	Viel Grüner Tee
Viel Kaffee und Alkohol	Wenig Kaffee und Alkohol

Tabelle 3

Traditionelle Ernährung der Hunza
❖ Hirse, Buchweizen, Gerste
❖ Viel rohes Gemüse
❖ Regelmäßig Hülsenfrüchte wie Erbsen, Bohnen, Linsen
❖ Viele frische und getrocknete Aprikosen
❖ **30 – 50 bittere Aprikosenkerne täglich**
❖ Gelegentlich fermentierte Ziegenmilch
❖ Nur zu Festen Fleisch

Tabelle 4

Interessantes Experiment von Robert Mc Carrison

Bereits in den 30er Jahren des letzten Jahrhunderts führte der berühmte eng-
lische Arzt und Ernährungsforscher Robert Mc Carrison ein interessantes
Experiment mit Ratten durch. Man teilte 3600 Ratten in drei Gruppen: **Eine
„Hunza", eine „Indien-" und eine „London-" Gruppe** und ernährte sie
jeweils landestypisch. Sie durften soviel essen, wie sie wollten. Auch man-
gelte es ihnen sonst an nichts. Der Versuch dauerte 2 Jahre und 7 Monate.
So bekam die Hunzagruppe viel **ungekochtes Gemüse, Aprikosen und
Aprikosenkerne, Hirse, Hülsenfrüchte,** nur gelegentlich Fleisch und Zie-
genmilchprodukte. Die Indiengruppe erhielt hauptsächlich **geschälten und
gekochten Reis, gekochtes Gemüse und Nüsse,** ebenfalls wie die Hunzagruppe nur wenig Fleisch. Die Londongruppe ernährte sich vorwiegend
von **hellem Weizenbrot, Kuhmilchprodukten, Fleisch, Marmelade und
anderen Süßigkeiten.**
Die Hunzagruppe blieb kerngesund bis ins hohe Alter. Es gab außer
Sturzverletzungen bei jungen Ratten bei ihnen keine Krankheiten. Auch bei
der Obduktion konnten keine Krankheiten entdeckt werden. **Die Hunzarat-
ten lebten friedlich zusammen,** waren gegenüber den Betreuern sehr zu-
traulich.
Die Indiengruppe zeigte Degenerationserscheinungen und auch Krebserkrankungen, jedoch nicht in dem Ausmaß wie die Londongruppe. **Diese war
geplagt von Haarausfall, Karies, Entzündungen, Krebs und allen uns
bekannten Zivilisationskrankheiten. Die Londonratten waren sehr nervös, unruhig und äußerst aggressiv** (ADHS ?). Sie bissen ihre Betreuer.
Auch kam es, obwohl sie Nahrung im Überfluss hatten, zu Kannibalismus.

24

2.1.1.1. Fast-Food-Ernährung

Die moderne Fast-Food-Ernährung setzt sich in den Industriegesellschaften immer mehr durch. Dass es durch diese Kost innerhalb von wenigen Jahren zu schwerwiegenden gesundheitlichen Beeinträchtigungen kommt, daran zweifelt, außer denjenigen, die an dieser Ernährung Milliarden verdienen, kaum jemand. **Bereits in jüngerem Alter treten unter dieser Ernährung die sonst erst mit zunehmendem Alter manifest werdenden Zivilisationskrankheiten auf.**
In Tabelle 5 ist die Fast-Food-Ernährung beschrieben.

<u>Moderne Fast–Food–Ernährung der Industriegesellschaften</u>

- **Viel Zucker**
  Süßigkeiten, zuckerhaltige Getränke wie Cola, Fanta, Fruchtnektar
- **Auszugsmehlprodukte**
  Weißbrot, Brezel, Kuchen, Pizza, Hamburger, Döner
- **Viele tierische Fette und viele tierische Eiweiße**
  Wurst, fettes Fleisch, fette Milchprodukte
- **Gehärtete Fette**
  Industrielle Backwaren, Fertiggerichte
- **Fette Kartoffelprodukte**
  Pommes, Kroketten, Chips
- **Viel zu viel Kochsalz (Natriumchlorid)**
  Fertiggerichte, salzige Snacks, geräuchertes Fleisch, geräucherter Fisch, Wurst, Käse, Weißbrot
- **Wenig Obst und Gemüse**

Tabelle 5

Typisch für die Fast-Food-Ernährung sind:

I. Hoher Konsum von Zucker und Weißmehlprodukten

Besonders durch **zuckerhaltige Getränke und Süßigkeiten** nehmen in der heutigen Zeit Kinder und Jugendliche große Mengen an raffiniertem Zucker (Saccharose) zu sich. Manche trinken mehrere Liter Cola, zuckerhaltige Fruchtgetränke oder zuckerhaltige Fertigtees täglich.

Die Stärke in **Weißmehlprodukten** wird, da sie kaum Ballaststoffe besitzen, im Stoffwechsel sehr schnell zu Einfachzucker abgebaut.

Ein hoher Zuckerkonsum hat vielfältige negative Auswirkungen auf die Gesundheit. Zucker ist ein:

1. Blutzuckerfehlregulator

Kohlenhydrathaltige Nahrungsmittel führen zu einem Blutzuckeranstieg. Je nachdem wie schnell und hoch der Blutzuckerspiegel ansteigt, wird mehr oder weniger Insulin, ein Hormon aus der Bauchspeicheldrüse, ausgeschüttet. Da Insulin dem Traubenzucker den Einlass in die Zellen ermöglicht, sinkt der Blutzuckerspiegel wieder ab. Kohlenhydrate mit wenig oder keinen Ballaststoffen, wegen des raschen Blutzuckeranstiegs auch schnelle Kohlenhydrate genannt, zum Beispiel Traubenzucker, Haushaltszucker, Weißmehlprodukte, Kartoffeln oder weißer Reis, treiben den Blutzuckerspiegel hoch und locken viel Insulin.

Dadurch kann der Blutzuckerspiegel unter den Normbereich abfallen. Es entsteht ein Unterzucker (Hypoglykämie) mit Schwächegefühl und Heißhunger, der nach einer erneuten Kohlenhydratzufuhr verlangt. **Schnelle Kohlenhydrate sorgen also dafür, dass der Blutzuckerspiegel nicht konstant bleibt, sondern ständig hoch und runter, auf „Achterbahnfahrt",geht.** Große Blutzuckerschwankungen können Lethargie, Müdigkeit, Kopfschmerzen und Stimmungsschwankungen verursachen.

Nach Konsum von Fruchtzucker kommt es zu keinem schnellen Blutzuckeranstieg und damit auch zu einer geringeren Insulinausschüttung. Auch **Kohlenhydrate mit vielen Ballaststoffen,** komplexe Kohlenhydrate genannt, zum Beispiel Obst, Gemüse, Vollkornprodukte, **lassen den Blutzuckerspiegel langsam ansteigen und locken nur wenig Insulin.** Es kommt deshalb nicht zu einem Unterzucker. **Ein kontinuierlicher Blutzuckerspiegel (85 – 105 mg/dl) versorgt das Gehirn anhaltend mit ausreichend Energie.**

Wer also den ganzen Tag Süßes isst und trinkt, zu ballaststoffarmen Stärke-produkten anstatt zu Vollkornprodukten greift und Traubenzucker Früchten vorzieht, quält Körper und Geist ständig mit hohen Blutzucker- und Insulin-spitzen.

2. Insulinrezeptorenblocker
Eine Zuckerflut führt zur äußeren Blockierung der Insulinrezeptoren und allmählich zu einem nicht mehr Ansprechen der Insulinrezeptoren (Resis-tenz).

3. Säurenerzeuger
Glukose und Stärke werden im Stoffwechsel in Säuren, zum Beispiel Keto-ne, umgewandelt. Als Säureerzeuger tragen sie zur Übersäuerung des Kör-pers bei.

4. Darmflorazerstörer
Übermäßiger Zuckerkonsum schädigt die Darmflora, da er den Darm sauer macht und schädlichen Bakterien und Pilzen als Nahrung dient.

5. Mikronährstoffräuber
Schnelle Kohlenhydrate verbrauchen für ihre Verstoffwechslung viele B-Vitamine, die unter anderem der Psyche fehlen. Wir brauchen zusätzlich Kalzium und Vitamin B1, um den einfachen Industriezucker im Körper zu verarbeiten. Zucker raubt also Mikronährstoffe, da er lediglich Energie, je-doch kaum Mikronährstoffe mitbringt und bei seinem Abbau im Stoffwech-sel zahlreiche Mikronährstoffe, besonders Vitamine und Mineralien, ver-braucht werden.

II. Hoher Konsum von gesättigten und gehärteten Fetten
Die Nahrungsfette werden in gesättigte und ungesättigte Fette sowie in Transfette unterteilt. Ungesättigte Fette sind entweder einfach oder mehrfach ungesättigt. Mehrfach ungesättigte Fette müssen mit der Nahrung zugeführt werden, da der Körper sie nicht selbst herstellen kann.
Bei den mehrfach ungesättigten Fetten unterscheidet man zwischen **Omega-6- und Omega-3-Fetten. Aus beiden entstehen wichtige Gewebehormone mit gegensätzlicher Wirkung.** Gewebehormone aus Omega-6-Fetten för-dern zum Beispiel Entzündungen und aktivieren übermäßig das Immunsys-tem, während Gewebehormone aus Omega-3-Fetten entzündungshemmend

und immun ausgleichend sind. **Wichtig für die Gesundheit ist das richtige Verhältnis der Gewebehormone** (siehe Abbildung 1).

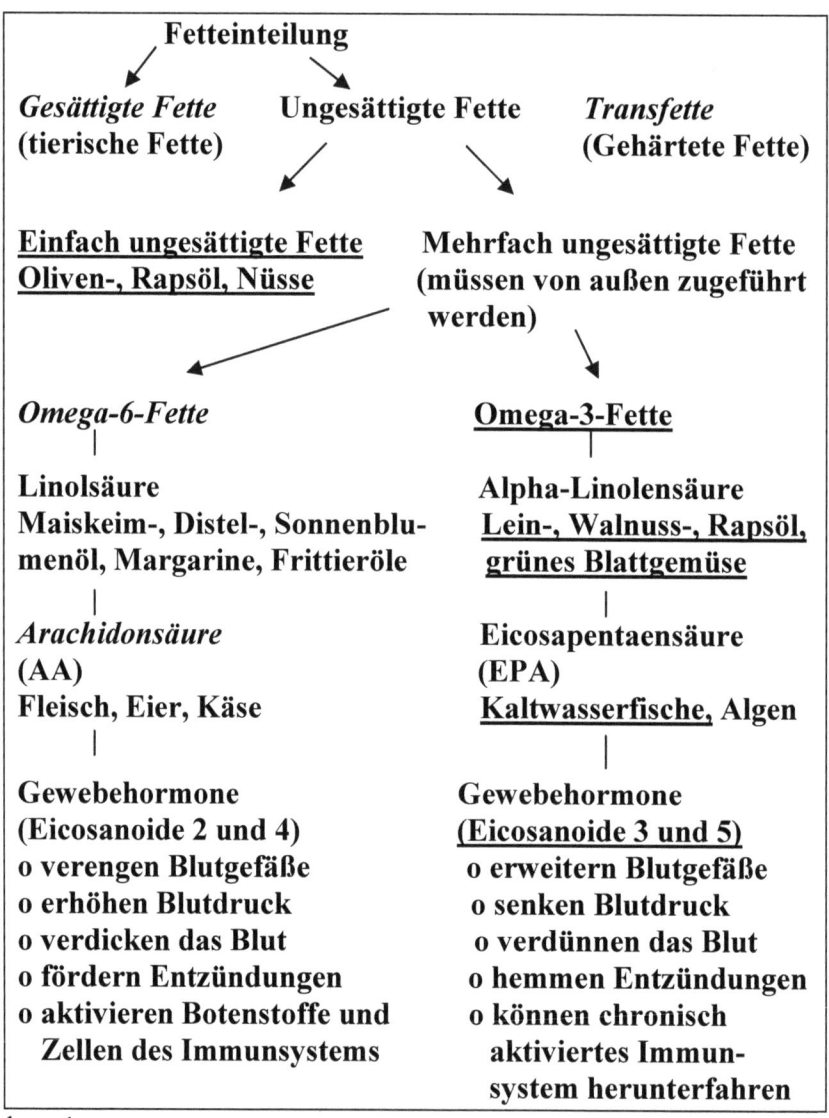

Abbildung 1

Besonders tierische Nahrungsmittel wie Wurst, fettes Fleisch und fette Milchprodukte enthalten gesättigte Fette. Gehärtete Fette entstehen bei der Hydrierung von ungesättigten Fetten unter Erhitzung und hohem Druck. Gehärtete Fette sind im Vergleich zu den ungesättigten Fetten bei Zimmertemperatur fest. Der Schokoladennikolaus zum Beispiel würde ohne Härtung der Fette bei Zimmertemperatur zerfließen. Ein Großteil der industriell hergestellten Kekse, Backwaren und Margarinen enthalten gehärtete Fette in großen Mengen. Sie haben ähnliche negative Auswirkungen wie die gesättigten Fette.

Gesättigte und gehärtete Fette sind:

1. Zellmembranverhärter
Gesättigte und gehärtete Fette werden besonders bei Mangel an mehrfach ungesättigten Fettsäuren (Omega 3-Fettsäuren, Omega 6-Fett-säuren) als Ersatz in die Zellmembranen eingelagert, wodurch die Zellmembranen an Geschmeidigkeit, Reaktionsbereitschaft und Funktionsfähigkeit abnehmen.

2. Dickmacher
Beide Fettarten haben einen hohen Energiewert (9 Kcal pro Gramm) und sind ideal für die Einlagerung im Fettgewebe. Besonders in Kombination mit einfachen Kohlenhydraten (Zucker, Stärke) gelangen sie sehr schnell in die Fettzellen, da die schnellen Kohlenhydrate sehr viel Insulin locken, das die Eingangstür der Fettzellen weit öffnet. Die Kombinationen von gesättigten Fetten und schnellen Kohlenhydraten sind deshalb ausgeprägte Dickmacher. Beispiele sind das Wurst- und Käsebrot, Schokolade, Torte, Teigwaren mit Sahnesoße.

3. Insulinrezeptorenblocker
Gesättigte und gehärtete Fette blockieren die Insulinrezeptoren von innen, führen so zu einer Insulinresistenz.

4. Cholesterinerhöher
95% des Cholesterins werden nicht über die Nahrung aufgenommen, sondern in der Leber gebildet. Gesättigte Fette regen die Leber dazu an, zu viel Cholesterin zu bilden.

5. Mikronährstoffräuber
Hoher Fettkonsum benötigt große Mengen an Vitamin C zur Fettverbrennung und große Mengen Vitamin E für den Oxidationsschutz.

III. Zuviel Eiweiß, besonders tierisches Eiweiß
In den meisten Fällen ist 0,8-1 Gramm Eiweiß (Protein) pro Kilogramm Körpergewicht täglich ausreichend. **In der westlichen Welt ist jedoch besonders bei Erwachsenen die Ernährung mit Eiweiß überfrachtet,** enthält mehr als doppelt so viel Protein, wie wir zur Erhaltung unserer Gesundheit brauchen. Ein hoher Eiweißkonsum regt zwar das Längenwachstum an und beschleunigt die Pubertätsentwicklung, hat jedoch zahlreiche negative Auswirkungen auf die Gesundheit. **Tierische Eiweiße sind:**

1. Säurezuführer
Milch- und Fleischprodukte enthalten eine große Menge von dem schwefelhaltigen Eiweiß Methionin. Pflanzliches Eiweiß enthält wesentlich weniger Methionin. Besonders in Milchprodukten befindet sich zusätzlich eine große Menge an Phosphor. Beide Inhaltsstoffe führen zu einer erheblichen Übersäuerung des Organismus.

2. Mikronährstoffräuber
Bei der Ausscheidung der Proteinabbauprodukte durch die Nieren werden Kalzium, Magnesium und andere wichtige Mineralstoffe ausgeschwemmt und gehen über den Urin verloren.

3. Darmflorazerstörer
Zuviel Eiweiß führt im Darm zu Fäulnisprozessen, die zu Schäden an der Darmflora und an der Darmschleimhaut führen. Besonders rotes Fleisch und Käse sind für Menschen mit der Blutgruppe A oder AB sehr schwer verdaulich.

4. Nierenschädiger
Proteinüberschuss belastet Leber und Nieren erheblich und kann im Laufe der Jahre zu Funktionsstörungen der Nieren führen.

IV. Hoher Kochsalzkonsum

Nicht nur Fertigprodukte und stark gesalzene Speisen, zum Beispiel Salzbrezeln, Chips, Salznüsse, sondern **auch Wurst, Käse und Brot enthalten große Mengen an Kochsalz.** Das Natrium-Kalium-Verhältnis ist deshalb bei diesen Nahrungsmitteln sehr ungünstig. Außerdem wird raffiniertes Kochsalz (40% Natrium) häufig anstatt Kräuter zum Würzen von Speisen benutzt. Natürliche Lebensmittel wie Obst, Gemüse, Salat, Nüsse, Hülsenfrüchte und Soja enthalten nur geringe Mengen an Natrium. Da sie gleichzeitig viel Kalium enthalten, ist ihr Natrium-Kalium-Verhältnis sehr günstig. Wir brauchen nur geringe Mengen Natrium, etwa 200 – 300 mg täglich. **Die moderne Ernährung enthält das 20fache dessen, was wir benötigen.** Die hohe Natriumzufuhr hat schwerwiegende Auswirkungen.

Kochsalz ist ein:

1. Mikronährstoffräuber und Nierenschädiger

Weil die Nieren bei dem Versuch, das überschüssige Natrium auszuscheiden überanstrengt werden, steigen die Kalzium- und Magnesiumverluste über den Urin erheblich an. Natrium ist also auch ein Vitalstoffräuber.

2. Wasserbinder

Da Natrium Wasser bindet, kommt es zu Wasseransammlungen im Gewebe (Tränensäcke unter den Augen, geschwollene Knöchel, Kopfschmerzen). Der deutliche Natriumüberschuss bringt den Flüssigkeitshaushalt in unserem Körper durcheinander.

3. Blutvolumenerhöher

Bei übermäßigem Salzkonsum nimmt auch das Blutvolumen zu. Deshalb kann es besonders bei salzempfindlichen Menschen zu einem Anstieg des Blutdrucks kommen.

V. Zu geringer Verzehr von Obst, Gemüse, Salat, Vollkornprodukten und Hülsenfrüchten

Diese pflanzlichen Lebensmittel haben eine große Bedeutung für die Gesundheit. **Sie sind:**

1. Basenlieferant

Sie enthalten sehr viele basisch wirkenden Mineralien wie Kalium und Magnesium. Ein Mangel an Kalium und Magnesium verstärkt die Übersäuerung des Körpers erheblich.

2. Ballaststofflieferant

Ballaststoffe sind für die guten Darmbakterien lebensnotwendig. Bei Mangel an Ballaststoffen kommt es deshalb zur Störung der Darmflora. Ballaststoffe machen auch den Stuhl weich und regeln die Darmtätigkeit. Außerdem nehmen die Nahrungsfasern auf ihrem Weg durch den Darm schädliche Substanzen auf und transportieren sie ab. Auch kleine Mengen Cholesterin werden abtransportiert.

3. Schutzstoffelieferant

Sekundären Pflanzenstoffen sind Farb- und Duftstoffe der Pflanzen, Schutzstoffe gegen Schädlinge, Krankheiten und UV-Strahlung. Sie schützen nicht nur die Pflanzen, sondern auch Mensch und Tier. Allen gemeinsam sind die antioxidierenden Eigenschaften. Sekundäre Pflanzenstoffe töten Bakterien und Viren ab, beugen auf verschiedene Weise Krebs vor, stärken die Abwehrkräfte und liefern schützende Pflanzenhormone.

4. Lieferant von kalorienarmen Nährstoffen

Obst und Gemüse haben bei wenig Kalorien eine hohe Nährstoffdichte. Ein Mangel an ihnen in der Ernährung fördert deshalb Übergewicht.

Tabelle 6 fasst die Eigenschaften der Makronährstoffe zusammen.

Haushalts-zucker (Saccharose)	Tierisches Eiweiß	Kochsalz (NaCl)	Gehärtete und Gesättigte Fette	Omega 3-Fettsäu-ren	Obst, Gemüse und Salat
Säuren-erzeuger	Säuren-zuführer	Basenver-schwender			Basen-lieferant
Mikronähr-stoffräuber	Mikronähr-stoffräuber	Mikronähr-stoffräuber	Mikronähr-stoffräuber		Mikronähr-stoffspender
Darmflora-zerstörer	Darmflora-zerstörer				Darmflora-aufbauer
Insulinrezep-torblocker			Insulinrezep-torblocker		
Blutzucker-fehlregulator					
			Zellmembran-verhärter	Zellmem-bran-weich-macher	
Dickmacher	Dickmacher		Dickmacher	Schlank-macher	Schlank-macher

Tabelle 6

2.1.1.2. Ernährungsempfehlungen der Deutschen Gesellschaft für Ernährung (DGE)

Von der Deutschen Gesellschaft für Ernährung (DGE), die in Deutschland als maßgebliche Institution für Ernährungsempfehlungen gilt, wird eine ausgewogene Ernährung empfohlen (siehe Tabelle 7).

Ernährungsempfehlungen der Deutschen Gesellschaft für Ernährung (DGE)

- **Reichlich Stärke - Kohlenhydrate**
  Weißmehl- und Vollkornprodukte, besonders aus **Weizen** (Brot, Flocken, Teigwaren), **Kartoffeln und Kartoffelprodukte** (Bratkartoffel, Püree, Kartoffelsalat)
- **Mindestens 5 Portionen Obst und Gemüse täglich**
  Besonders Apfel, **Orange, Banane,** Salat, **Tomaten, Kohl, Mais, Paprika,** Karotten, Zwiebeln
- **In Maßen fettarme Fleisch- und Milchprodukte, Fisch, Hülsenfrüchte und Nüsse.**
  Es werden zum Beispiel **mindestens 3 Portionen Milchprodukte** täglich empfohlen. **Auch mageres Schweinefleisch, magere Wurstwaren, fettarmer Käsc, fettarme Milch**
- **Wenig Fette und Öle**
  Statt tierischen Fetten eher Pflanzenfette, besonders **Sonnenblumenöl,** Margarine anstatt Butter
- **Wenig Zucker und Süßigkeiten**
  Als Ersatz jedoch häufig **Süßstoffe**

Tabelle 7

Wer sich an die Ernährungsempfehlungen der DGE hält, kann die ernährungsbedingten Zivilisationskrankheiten zwar ins höhere Alter hinauszögern, jedoch nicht auf Dauer verhindern. **Es bestehen aus präventiver Sicht wesentliche Fehlannahmen:**

I. Es wird zu viel Eiweiß, besonders tierisches Eiweiß empfohlen.

Auch fettarme Fleisch- und Milchprodukte enthalten große Mengen an saurem Eiweiß, das wie oben beschrieben zahlreiche negative Auswirkungen auf unsere Gesundheit hat. Vor allem fettarme Milchprodukte wie Käse, Joghurt und Quark werden von der DGE besonders zur Gesunderhaltung der Knochen eindringlich empfohlen. Wie weiter unten gezeigt wird, sind Milchprodukte jedoch sehr problematische Nahrungsmittel.

Laktovegetarier, die kein Fleisch, jedoch Milchprodukte essen, sind oft der Meinung, dass sie das fehlende Fleisch durch Käse und andere Milchprodukte ersetzen müssten und nehmen deshalb besonders große Mengen an Milchprodukten zu sich.

II. Es werden die falschen Fette empfohlen.

Vor tierischen und gehärteten Fetten wird zu Recht gewarnt, **auf das richtige Verhältnis von Omega 6-Fettsäuren zu Omega 3-Fettsäuren wird jedoch nicht geachtet.** Das Verhältnis sollte 4 zu 1 betragen. Bei dem empfohlenen Sonnenblumenöl beträgt das Verhältnis der beiden essenziellen, ungesättigten Fettsäuren zum Beispiel 120 zu 1. Aus beiden essenziellen Fettsäuren werden Gewebehormone gebildet, die antagonistische Wirkung haben.

Folgen einer zu hohen Zufuhr an Omega 6-Fettsäuren sind:
- eine Verengung der Blutgefäße und eine Blutdrucksteigerung.
- eine Eindickung des Blutes.
- ein Überwiegen von entzündungsfördernden und zellproliferierenden Faktoren.
- eine Überaktivierung des Immunsystems.
- **ein Mangel von Omega 3-Fettsäuren im Gehirn.**

III. Mangel an Pangamsäure und Amygdalin in der modernen Ernährung

Der Arzt und Biochemiker Ernst T. Krebs entdeckte vor über 50 Jahren die Pangamsäure und das Amygdalin als vor Krebs schützende Substanzen. Er nannte die Pamgansäure auch Vitamin B15 und das Amygdalin Vitamin B17. Beide Substanzen sind jedoch von der etablierten Ernährungswissenschaft bisher nicht als Vitamine anerkannt. Sie kommen besonders in **bitteren Aprikosenkernen** und in anderen Samen, zum Beispiel in **Apfelkernen,** vor. Auch in Getreidearten wie **Hirse, Gerste und Buchweizen,** die von Weizen und Mais weitgehend aus der modernen Ernährung verdrängt wurden, sind diese Substanzen enthalten. Außerdem in **Leinsamen, Hülsenfrüchten, Beeren und Walnüssen.** Weizen und Mais, die in großen Mengen verzehrt werden, enthalten weder Pangamsäure noch Amygdalin.

Auffallend ist, dass Volksgruppen, die weitgehend von Zivilisationskrankheiten verschont sind, gemeinsam ist, dass sie trotz sehr unterschiedlicher Ernährungsweise viel Vitamin B15 und B17 mit ihrer Nahrung zu sich nehmen.

Pangamsäure (Dimethylglycerin)

Sie kommt auch in kleinen Mengen als Zwischenprodukt im Cholinstoffwechsel des Körpers vor. Ganz allgemein verbessert und stimuliert sie den Sauerstoffmetabolismus. Russische Wissenschaftler stellten folgende Eigenschaften der Pangamsäure fest:

- Anregung des Sauerstoffumsatzes in den Gewebezellen.
- Verbesserung der Sauerstoffversorgung, unter anderem des Muskels, des Herzens und des Gehirns.
- Absenkung des pH-Werts im Blut.
- Unterstützung der Lebertätigkeit, die dadurch besser mit Giften und Zellschäden fertig wird.
- Senkung des Cholesterinspiegels.
- Aktivierung der Immunabwehr.
- Krebsschutz durch Steigerung der Sauerstoffversorgung.

Aufgrund ihrer Eigenschaften wurde die Pangamsäure im Leistungssport zur Steigerung von Kraft und Ausdauer eingesetzt. Sie wurde auch zur Behandlung von cerebralen Durchblutungsstörungen, Angina pectoris, Asthma bronchiale, Tinnitus, Alkoholsucht, Hauterkrankungen, Diabetes mellitus und Krebs empfohlen. Schließlich soll sie die Wundheilung verbessern und den Alterungsprozess verzögern.

Amygdalin

In isolierter Reinform wird Amygdalin auch als Laetril bezeichnet. Es besteht aus Blausäure und Benzaldehyd, die miteinander und mit 2 Molekülen Glukose verbunden und deshalb vollkommen ungiftig sind. Amygdalin wird nur durch ein einziges Enzym, die Beta-Glukoridase, in ihre giftigen Bestandteile zerlegt. Dieses Spaltenzym kommt in hoher Konzentration nur in Krebszellen vor. Ausschließlich in gesunden Zellen befindet sich ein Schutzenzym, die Rhodanese, die Blausäure und Benzaldehyd im Beisein von Schwefel und Sauerstoff sehr schnell zu ungiftigen, ja sogar gesundheitsfördernden Substanzen (Thiozyanid, Benzoesäure) abbaut.

Thiozyanid

- reguliert den Blutdruck.
- bildet in der Leber einen Stoffwechselpool für die Produktion von Vitamin B12.

Benzoesäure

- wirkt über eine Entzündungshemmung antirheumatisch.
- hat antimikrobielle Wirkung, in dem sie das Wachstum von Bakterien und Pilzen hemmt.
- hat schmerzstillende Eigenschaften.

Amygdalin soll wirksam sein gegen Schmerzen, bei Bluthochdruck, Rheuma, Karies, Magen-Darm-Erkrankungen, Blutarmut und besonders bei Krebs. Da Krebszellen das Schutzenzym Rhodanese fehlt und arm an Sauerstoff sind, können sie die hochgiftigen Spaltprodukte des Amygdalins, Blausäure und Benzaldehyd, nicht neutralisieren und gehen deshalb zugrunde. **Amygdalin ist also das selektive Zytostatikum der Natur.**

IV. Es wird zu wenig auf die Kochsalzzufuhr geachtet.

Auch fettarmer Käse, Wurst und Vollkornbrot enthalten große Mengen an Kochsalz und nur geringe Mengen an Kalium.

V. Die empfohlene Menge von Obst und Gemüse ist nicht ausreichend.

Von der Deutschen Gesellschaft für Ernährung wird seit vielen Jahren der tägliche Verzehr von 5 Portionen Obst und Gemüse empfohlen. Dieser Empfehlung wird in Deutschland nur von wenigen Bürgern umgesetzt. Für einen ausgeglichen Säuren-Basen-Haushalt sind sogar 7- 9 Portionen Obst und Gemüse täglich notwendig, da 80% der Nahrung aus Basen spendenden Lebensmitteln bestehen sollten.

2.1.1.3. Gefährliche Nahrungsmittel, die von der DGE empfohlen werden

2.1.1.3.1. Milchprodukte

Milch von Säugetieren ist einzig und allein dazu bestimmt, während einer kurzen Zeit nach der Geburt ein Neugeborenes rundum zu ernähren. **Kuhmilch ist von Natur aus zur Aufzucht von Kälbern bestimmt.** Kälber sind schnell wachsende Säugetiere, die innerhalb von 47 Tagen ihr Körpergewicht verdoppeln. Innerhalb von 1 Jahr nimmt das Kalb um 210 kg zu. Um das schnelle Wachstum zu ermöglichen, sind **in der Kuhmilch große Mengen Eiweiße, sehr viel Kalzium und sehr wirksame Wachstumshormone und Wachstumsfaktoren** vorhanden. Oft wird behauptet, dass Hormone und Wachstumsfaktoren der Kuhmilch durch die Magensäure und die Verdauung des Menschen zerstört werden. Wenn diese wichtigen Wachstumsbeschleuniger beim Kalb nicht unbeschadet durch Magen und Darm bis ins Blut gelangen würden, wären sie doch sinnlos. Ohne Milchkonsum liegt der pH-Wert im Magen zwischen 1,8 und 2,0. Nach Genuss von 340 ml Milch verändert sich die Säure im Magen und alles, was dort an Nahrung gefunden wird, hat einen pH-Wert von 6. Bei einem pH-Wert von 6 wird zum Beispiel die Kuhmilch-Xanthinoxidase, die in Fettmolekülen eingeschlossen ist, vor der Verdauung durch das Enzym Pepsin, das bei pH 6 inaktiv ist, geschützt. **Milch ist also ein Enzymhemmer, der die eigenen Eiweiße, Hormone und Wachstumsfaktoren vor der Zerstörung schützt.** Kleine Fettpartikel, die bei der Homogenisierung entstehen, transportieren Hormone und Wachstumsfaktoren aus der Milch im Darm durch die Darmwand in den Blutkreislauf.

Rinder, wie alle anderen in der Natur lebenden Säugetiere, nehmen im Erwachsenenalter keine Milch mehr zu sich. **Der Mensch ist in der Natur der einzige „Dauersäugling", der zusätzlich noch Milch einer fremden Art konsumiert.**

Obwohl Muttermilch deutlich weniger fremde Eiweiße, Kalzium, Hormone und Wachstumsfaktoren als Kuhmilch enthält, wäre auch ihr Konsum für einen Erwachsenen auf Dauer schädlich, da beim Menschen mit zunehmendem Alter die Aktivität der Enzyme Laktase und Galaktokinase, die Milchzucker (Laktose) und Schleimzucker (Galaktose) spalten, erheblich nachlässt. **Der erst seit 30 Jahren in bisher nicht gekanntem Umfang stattfindende industrielle Milchkonsum überfordert die Enzym-**

kapazität nicht nur der Menschen, die Milchzucker nicht aufspalten können (Alaktasier), sondern auch der meisten Menschen, die eine bestimmte Menge Milchzucker verstoffwechseln können (Laktasier). Auch die ständige Zufuhr von Hormonen und Wachstumsfaktoren aus der Muttermilch wäre gefährlich, da Wachstumsfaktoren und Hormone den programmierten Zelltod (Apoptose) von unkontrolliert wachsenden Zellen verhindert.

Bis vor 100 Jahren wurde Milch hauptsächlich zu Butter und wenig Käse verarbeitet. Heutzutage werden in der westlichen Welt große Mengen an Kuhmilchprodukten verzehrt. **Milchprodukte sind inzwischen das Grundnahrungsmittel Nummer eins, mit einem Anteil von 30% bis 50% der aufgenommenen Kalorien.** Alljährlich werden in Deutschland im Durchschnitt pro Kopf fast 170 kg Milchprodukte konsumiert. Das sind dreimal so viele Milchprodukte wie Getreide und fünfmal so viele wie Obst.

Nährstoffe werden von der klassischen Ernährungslehre hoch eingeschätzt. Sie sind zwar wichtig, **entscheidend ist jedoch, wie die Nährstoffe im Körper verarbeitet werden und wie das Immunsystem auf die Nahrungsmittel reagiert.** Bereits die natürliche Kuhmilch ist, da sie 3-mal soviel artfremdes Eiweiß, 8-mal soviel Kalzium wie die Muttermilch enthält und ein hochdosierter Hormoncocktail ist, ungesund. **Die heutigen industriellen Kunstmilchprodukte sind aus verschiedenen Gründen zu fürchterlichen Krankmachern geworden:**

- **Züchtung**
- **Unnatürliche Fütterung**
- **Unnatürliche Haltung der Tiere**
- **Ständige Besamung der Milchkühe**
- Verarbeitung der Milchprodukte durch **Erhitzen, Kühlen, Homogenisieren.**

Durch Züchtung enthält die Milch mehr Eiweiße, besonders Beta- und Kappa-Kaseine, mehr bioaktive Eiweißspaltprodukte (Peptide) und auch mehr hoch-aktive Wachstumsfaktoren. Die modernen Kühe bekommen statt Gras und Heu Getreide, Tiermehl und Milchabfälle zu fressen. Folge der unnatürlichen Fütterung ist eine Veränderung der Milchzusammensetzung, zum Beispiel eine Zunahme der gesättigten Fette auf Kosten der ungesättigten Fette.

Wegen der chronischen Euterentzündung (Mastitis) werden Hochleistungs-kühen immer wieder Antibiotika gegeben, die später in der Milch zu finden sind. In den USA und auch in einigen Ländern Europas wird zur Steigerung der Milchleistung den Kühen ein **gentechnisch hergestellte Rinder-Wachstumshorm (rBST)** verabreicht. Folge ist eine deutliche Zunahme des Insulinähnlichen Wachstumsfaktors (IGF1) in der Milch.

Um die Milchleistung zu steigern, werden die Milchkühe fast ständig künstlich besamt. Wir trinken also häufig Milch von trächtigen Kühen.

Seit 35 Jahren sind Milchprodukte Kunstprodukte aus der Milchfabrik. Durch mehrfache Kühlung und Erhitzung (Pasteurisierung) wird die Milch haltbar gemacht bzw. von Keimen befreit. **Die dadurch veränderten Milcheiweiße haben eine höhere Allergenität, lösen also eher Allergien aus.** Durch Zertrümmerung der Fettteilchen (Homogenisierung) wird die Milch einheitlicher. **Es werden jedoch vermehrt schädliche Hormone und Enzyme freigesetzt,** die vor der Homogenisierung in Fettkügelchen eingeschlossen waren und so vom Körper nicht aufgenommen werden konnten. **Milchprodukte wie Joghurt und Speiseeis werden heute auch zusätzlich mit Milchzucker und Milcheiweißen angereichert.** Die oft bereits eingeschränkten Enzymkapazitäten (Laktase, Galaktokinase) werden dadurch zusätzlich überfordert und Allergien gegen Milcheiweiße gefördert. Da Milchabfälle, die besonders bei der Käseherstellung entstehen, teuer entsorgt werden müssten, **werden zunehmend Milchzucker und Milcheiweiß Nicht-Milchprodukten wie Backwaren, Wurst, Schinken, Soßen, Suppen, Tiefkühlkost, Fertignahrung und Medikamenten beigefügt.** Diese versteckten Milchbestandteile sind für die Gesundheit ebenso schädlich. **Milchprodukte sind also wahre Eiweiß- und / oder Fettbomben, enthalten den für viele Menschen unverdauliche Milchzucker und sind Hormoncocktails.** Industrie, Verwaltung und Wissenschaft konzentrieren sich bei den Milchprodukten fast ausschließlich auf die Hygiene und diskutieren sonstige gesundheitliche Aspekte des Milchkonsums nur ungern.

Auch rotes Fleisch kann, weil es von Menschen, besonders der Blutgruppen A und AB, nicht richtig verdaut wird, gesundheitsschädlich sein, aber Milchprodukte sind noch wesentlich schädlicher. Durchgebratenes oder gekochtes Fleisch enthält keinen Milchzucker, die Eiweiße sind denaturiert, die Hormone, Wachstumsfaktoren und Enzyme weitgehend zerstört.

Milch von Hochleistungskühen, deren Lebenserwartung anstatt natürlicherweise 20 – 25 Jahren nur 2 – 5 Jahre beträgt, enthält unter anderem:

❖ Kohlenhydrate
   Milchzucker (Laktose), **Schleimzucker** (Galaktose)
❖ Fette (Anreicherung durch unnatürliche Fütterung)
   Viele gesättigte Fette, Cholesterin
❖ Hochallergene Eiweiße (Anreicherung durch Züchtung)
   Kaseine, Lactoglobuline, Serumalbumine
❖ Bioaktive Eiweißspaltprodukte (Peptide) (Anreicherung durch Züchtung)
   Opioide (Kasomorphine, Lactomorphine), **Kasokinine** (zum Beispiel ACE-Hemmer)
❖ Insgesamt 60 verschiedene Hormone (Anreicherung durch ständige Trächtigkeit bei künstlicher Besamung)
   zum Beispiel **Prolaktin, Östrogene,** Insulin, GRF, GnRH, Kalzitonin, Neurotensin, Prostaglandine, TRH, TSH, Thyroxin, Erythropoetin usw..
❖ Hochwirksame Wachstumsfaktoren (Anreicherung durch Züchtung, unnatürliche Fütterung und Homogenisierung, werden durch Pasteurisierung nicht inaktiviert)
   IGF1, IGF2, Epidermaler Wachstumsfaktor (EGF), Nerven-Wachstumsfaktor (NGF)
❖ 40 verschiedene Enzyme (werden besonders durch die Homogenisierung verfügbar)
   Zum Beispiel **Xanthinoxidase, Histamin,** Thyramin Tetrahydroisoquinoline
❖ Mineralien
   Kalzium, Phosphate, Natrium
❖ Schadstoffe
   Antibiotika, Desinfektionsmittel, Pestizide, Schwermetalle, Polychlorierte Biphenyle (PCB), Dioxine
❖ Bakterien, Viren
   Mycobakterium tuberkulosis, Leukosevirus (wird mit Leukämie in Verbindung gebracht).

Laktoseintoleranz bei Laktasemangel

Milchzucker (Laktose) wird von dem Enzym Laktase im Dünndarm in Glukose (Traubenzucker) und Galaktose (Schleimzucker) gespalten. Bei Laktasemangel gelangt Milchzucker ungespalten in den Dickdarm, wo er bakteriell aufgespalten wird. Das hat Gärungsprozesse im Dickdarm zur Folge. Es entstehen große Mengen an Gasen und Säuren. Es strömt auch vermehrt Wasser in den Dickdarm. Symptome sind Völlegefühl, Bauchkoliken, Blähungen, wässrige Durchfälle und Übelkeit.

Es werden verschiedene Formen des Laktasemangels unterschieden:

- **Primärer Laktasemangel**
  Sehr seltener angeborener Enzymmangel
- **Physiologischer Laktasemangel**
  Er beginnt nach dem Abstillen. Die Laktaseaktivität geht gegen null zurück. Dies ist bei etwa 90% der Weltbevölkerung und bei 10% bis 20% der Bevölkerung in Mitteleuropa der Fall.
  Auch bei Menschen, die nicht oder nur noch selten Milchprodukte zu sich nehmen, kommt es zu einer meist reversiblen, erworbenen Laktoseintoleranz.
- **Sekundärer Laktasemangel**
  Bei Sprue (Zöliakie) und bei den entzündlichen Darmerkrankungen Morbus Crohn und Colitis ulcerosa besteht auch ein Laktasemangel.

Beim Verdacht auf Laktoseintoleranz können Sie folgenden Selbsttest durchführen: Verzichten Sie einige Tage ganz auf Milchprodukte und trinken Sie dann ein Glas Milch. Bekommen Sie unmittelbar danach Bauchschmerzen oder Durchfall liegt evtl. eine Milchzuckerunverträglichkeit vor.
Milchzucker kommt in der Natur nur in der Muttermilch von Säugetieren vor. Deshalb sind alle Säugetiere ursprünglich keine Laktasebildner im Erwachsenenalter. Nordeuropäische Menschen entwickelten die Fähigkeit, durch Genmutation noch bis in das Erwachsenenalter das Enzym zu bilden. **80% der Menschheit bilden als Erwachsene das Enzym Laktase nicht mehr (Alaktasier). Innerhalb Europas zeigen sich ein Nord-Süd- und ein West-Ost-Gefälle** (Schweden 3%, Holland 10%, Deutschland 15%, Finnland 18%, Polen 25%, Frankreich und Norditalien 30%, Süditalien 65%, Griechenland 70% Alaktasier). **Die Bevölkerung Asiens sowie australische und amerikanische Ureinwohner sind zu 90 bis 100% Alak-**

tasier. **Etwa 12 – 13 Millionen Alaktasier leben in Deutschland, 25% der Ausländer. Ist es verwunderlich, dass viele Migranten, besonders türkischer Abstammung, bereits in mittleren Lebensjahren chronisch krank sind und sich verbraucht fühlen? Im Alter ab etwa 65 Jahren verzeichnen auch über 50% der mitteleuropäischen Bevölkerung eine niedrige oder keine Laktaseaktivität mehr.**

Werden trotz Laktasemangels über viele Jahre täglich Milch und laktosehaltige Nahrungsmittel verzehrt, sind auf Dauer gravierende gesundheitliche Beeinträchtigungen zu verzeichnen:

- ❖ Zusätzliche Nahrungsmittelunverträglichkeiten und -allergien
- ❖ Förderung von Osteoporose durch chronischen Kalziummangel
- ❖ Schädigung der Darmschleimhaut
- ❖ Nierensteine
- ❖ Herz-Kreislauferkrankungen.

Insulinähnlicher Wachstumsfaktor (IGF1)

Das den Hochleistungskühen verabreichte gentechnische Rinder-Wachstumshormon (rBST) erhöht den Spiegel des Insulinähnlichen Wachstumsfaktor (IGF1) in der Milch erheblich. **IGF1, eines der stärksten Wachstumshormone, die es in der Natur gibt, hielt durch die Milchwirtschaft in großem Umfang Einzug in unsere Ernährung. Im EU-BST-Human-Report** werden folgende Feststellungen gemacht:

- Bovines (vom Rind) und menschliches IGF1 sind vollkommen identisch.
- **Durch Milchkonsum erhöht sich der IGF1-Spiegel im Blut.** IGF1 ist damit im Stoffwechsel verfügbar.
- IGF1 wirkt schon bei 1 ng pro ml zellteilend. **Unsere Milch enthält heute zwischen 4 und 32 ng pro ml.**
- **Durch Pasteurisieren (74°C) kann IGF1 nicht inaktiviert werden,** erst bei über 79°C. Außerdem erhöhen Kaseine die Bioverfügbarkeit von IGF1 erheblich.

- Durch das **gentechnische Rinderwachstumshormon (rBST)** nimmt der IGF1-Gehalt der Milch deutlich zu, **zwischen 25 und 70%.**
- **Käse,** ein Milcheiweißprodukt aus geronnener, nur pasteurisierter Milch, **enthält die Hormone und Wachstumsfaktoren der Milch in sehr konzentrierter Form.**

Weiter wird im selben Report berichtet, dass IGF1 eine Schlüsselsubstanz beim Wachstum und bei der Ausbreitung von Tumoren, besonders von Brust- und Prostatakrebs, ist:

- **Brustkrebszellen reagieren schon auf winzigste IGF1-Konzentra-tionen mit 4 bis 5 Facher Vermehrung.**
- Fast alle Brustkrebszelllinien besitzen Rezeptoren für IGF1 und ihre **IGF1-Rezeptoren sind 14-mal höher repräsentiert.**
- IGF1 aktiviert Krebsgene.
- Das Brustkrebsmedikament Tamoxifen blockiert die IGF1-Rezeptoren.
- In hochmalignen Brusttumoren wird zusätzlich IGF1 produziert.
- **Östrogene in der Milch erhöhen die Konzentration von IGF1 im menschlichen Brustgewebe.**

Der Zusammenhang zwischen dem hohen Milchkonsum und den massenhaft auftretenden Zivilisationskrankheiten in der westliche Welt ist offensichtlich. In Ländern, in denen keine oder nur wenige Milchprodukte verzehrt werden, treten Erkrankungen wie Allergien, Fettleibigkeit, Nierensteine, Asthma, Arteriosklerose, Krebserkrankungen, besonders Brust und
Prostatakrebs, Diabetes Typ I, Multiple Sklerose und Osteoporose nicht oder nur selten auf.
Milchinhaltsstoffe werden mit den verschiedensten Zivilisationskrankheiten in Verbindung gebracht:
- ❖ **Milchzucker (Laktose)** (besonders bei absoluter oder relativer Laktose-unverträglichkeit wegen Laktasemangels)
mit chronischen Darmbeschwerden, Vitaminmangel, Immunschwächung, Anämie, Allergien, Osteoporose, Nierensteinen.

- ❖ **Schleimzucker (Galaktose)** (besonders bei Galaktoseunverträglichkeit wegen Galaktokinasemangels)
  mit Grauem Star, Unfruchtbarkeit, Eierstockkrebs.
- ❖ **Gesättigte Fettsäuren**
  mit Akne, Fettleibigkeit, erhöhten Blutfetten, Diabetes mellitus Typ 2, Arteriosklerose.
- ❖ **Milcheiweiße** (Kaseine, Laktalbumine)
  mit Allergien (Ekzemen, Asthma, Heuschnupfen), Autoimmunerkrankungen (Zöliakie, Diabetes mellitus Typ 1, Rheuma, Multiple Sklerose, Morbus Crohn, Colitis ulcerosa, Morbus Basedow).
- ❖ **Bioaktive Peptide** (Kasokinine, Kasomorphine)
  mit niedrigem Blutdruck, chronischer Ermüdung, Obstipation, Plötzlichem Kindstod, ADHS, Autismus, Epilepsie, Depressionen, Schizophrenie.
- ❖ **Hormone, Wachstumsfaktoren**
  mit Akne, Obstipation, Fettleibigkeit, Gastritis, Diabetes mellitus Typ 2, Asthma bronchiale, Akromegalie, Osteoporose, Morbus Parkinson, Krebserkrankungen.
- ❖ **Milchenzyme** (Xanthinoxidase, Histamin)
  mit Allergien, Migräne, Kardiomyopathie, Arteriosklerose.
- ❖ **Schadstoffe** (Antibiotika, Dioxine, Pestizide, Schwermetalle, PCB)
  mit Antibiotikaresistenz, Immunschwächung, Krebserkrankungen.

Gefährliche homogenisierte Milchprodukte

Käse

Durch Beifügung von Labenzym entstehen aus Milch der sogenannte Bruch und Molke. Die verschiedenen Käsesorten entstehen hauptsächlich durch die weitere Behandlung des Bruchs mit Würzen und Salzen. Clostridien-Bakterien im Käse werden durch Nitratzusatz beseitigt. Weichkäse wie Camembert und Brie sowie Käse mit niedrigem Fettgehalt werden homogenisiert. Etwa 10 Liter Milch werden für ein Kilogramm Käse benötigt. **Käse ist also konzentrierte Milch mit Salzzusatz.** Er wird lediglich auf 74°C erhitzt.

Krankheitsfördernde Faktoren des Käse sind:

- **Anreicherung von aktiven Hormonen, Wachstumsfaktoren und Enzymen,** die mit Fettleibigkeit, Osteoporose, Krebs und Arteriosklerose in Verbindung gebracht werden.
- **Hohe Konzentration von bioaktiven Kaseinen,** die ADHS, Autismus, Depressionen, Schizophrenien und Epilepsien begünstigen.
- **Hoher Gehalt an dem schwefelhaltigen Eiweiß Methionin,** das Arteriosklerose und Osteoporose fördert.
- **Histamin und Thyramin** sind von Bedeutung bei Allergien, Asthma und Migräne.
- **Ein hoher Gehalt an Phosphaten und Natrium** fördert Osteoporose.
- **Nitrate** werden mit Krebs, besonders Magenkrebs, in Verbindung gebracht.

Joghurt

Durch die bakterielle Vergärung (Fermentation) des Milchzuckers entsteht Milchsäure. Milchzucker wird durch Laktase der Bakterien in Glukose und Galaktose gespalten. Die Glukose wird sofort zu Milchsäure abgebaut, während die Galaktose unverwertet bleibt.

Wegen der zunehmenden Säuerung wird der Milchzucker nie vollständig abgebaut. Das Sauermilchprodukt Joghurt enthält etwa 9,5g Milchsäure pro Liter. Die Fermentation dauerte früher auf natürliche Weise mehrere Tage, heute wird sie in der Milchfabrik innerhalb von 2 bis 4 Stunden erzwungen. Joghurt wird auf 95°C erhitzt. Dadurch gehen die Milchhormone und Wachstumsfaktoren zugrunde.

Krankheitsfördernde Faktoren des Joghurts sind:

- **Hohe Konzentration an Galaktose,** die Unfruchtbarkeit und Grauen Star begünstigt.
- **Zusatz von Milch- und Molkepulver,** die bis zu 70% Laktose enthalten. Folgen sind chronische Darmbeschwerden, Allergien, Eisenmangel und Osteoporose.
- **Methionin** fördert Arteriosklerose und Osteoporose.
- **Histamin und Thyramin** fördern Allergien, Asthma und Migräne.

46

Quark

Quark gehört zur Rubrik Frischkäse, der auch als ungereifter Käse bezeichnet wird. Er wird heute aus Milchplasma oder Magermilch und Molke sowie durch Fettstandardisierung mit Hilfe von Rahm hergestellt. Dem Quark werden heute Molkenproteine und Milchzucker wieder zugeführt. Quark wird für 5 Minuten bei 95°C erhitzt.

Krankheitsfördernde Faktoren des Quarks sind:

- **Hoher Gehalt an Methionin,** das Arteriosklerose und Osteoporose begünstigt.
- Durch **Zusatz von Milch- und Molkepulver** werden chronische Darmbeschwerden, Allergien, Eisenmangel und Osteoporose gefördert.

Eiscreme

Im Speiseeis werden Luft, Gas, Rahm, Milch und Milchpulver sowie Gelatine eingebracht. Oft wird Milch durch das preiswerte Molkepulver, das viel Laktose und Galaktose enthält, ersetzt. Fabrikeis wird mehrfach homogenisiert.

Schädlich für die Gesundheit sind:

- **Hoher Gehalt an Galaktose** begünstigt Unfruchtbarkeit und Grauen Star.
- Durch **Zusatz von Milch- und Molkepulver** werden chronische Darmbeschwerden, Allergien, Eisenmangel und Osteoporose gefördert.

Frischmilch

Vollmilch besteht aus 87% Wasser und 13% Trockenmasse, die wiederum 4,8% Laktose, 4% Fett, 3,5% Eiweiß und 0,7% Mineralien enthält. Frischmilch wird lediglich auf 74°C erhitzt. **Hormone, Wachstumsfaktoren und das Enzym Xanthinoxidase bleiben aktiv.** Milch fördert deshalb Fettleibigkeit, Krebs und Arteriosklerose.

2.1.1.3.2. Weizen- und Weizenvollkornprodukte

Weizen und Mais haben glutenfreie und Vitamin B17 haltige Getreidesorten wie Hirse, Gerste Buchweizen und Amarant, die Jahrhunderte lang Grund-nahrungs-mittel waren, aus der modernen Ernährung verdrängt. Weizen wird in sehr unterschiedlicher Form als Mehl, Backwaren und als Bestandteil von allen möglichen Nahrungsmitteln in der Regel billig angeboten. Zwei beson-ders problematische Bestandteile des Weizens sind das **Klebereiweiß Glu-ten** und das **Weizenkeimeiweiß (Lektin) Triticum aestivium Agglutinin.** Eine Glutenunverträglichkeit kann zu vielfältigen Krankheitserscheinungen führen.

Glutenunverträglichkeit und Zoeliakie (Sprue)

Die Zoeliakie ist eine autoimmunologische Dünndarmerkrankung, die mit Darmzottenschrumpfung (Atrophie) und gestörter Aufnahme von Nährstof-fen (Malabsorption) einhergeht. Ursache ist eine Glutenunverträglichkeit.
Gliadin, ein Eiweiß im Gluten, wird von dem Enzym Gewebstranglutamina-se abgebaut. Wird dieses Enzym der Dünndarmschleimhaut durch Autoanti-körper, **die durch Autoimmunreaktionen auf Milcheiweiße entstehen,** zerstört, kommt es durch Anhäufung toxischer Spaltprodukte des Gliadins zur Schädigung der Schleimhaut des oberen Dünndarms. Als Folge ist die Fettaufnahme, aber auch die Resorption von Zucker, Aminosäuren, Vitami-nen und Mineralien gestört. Anfangs steht ein Reizdarmsyndrom mit ver-mehrter Gasbildung, Bauchschmerzen sowie Wechsel von Durchfall (Di-arrhoe) und Verstopfung (Obstipation) im Vordergrund. Später kommt es durch versteckten Blutverlust im Darm und unzureichende Eisenaufnahme zu einer Eisenmangelanämie. Langfristig ist die Erkrankung an der Abnah-me der Knochendichte (Osteoporose) beteiligt.
Auffallend ist, dass Patienten mit Diabetes mellitus Typ 1 deutlich häufiger an einer Zoeliakie erkranken. Bei Sprue-Patienten finden sich häufig malig-ne Erkrankungen wie Adenocarcinome des Dünndarms, Ösophaguscarcino-me und Morbus Hodgkin. Unter glutenfreier Diät kann sich die gleichzeitig auftretende Schuppenflechte (Psoriasis) deutlich bessern.

Gefahren durch das Weizenkeimlektin Triticum aestivium Agglutinin

Nach Peter D`Adamo, dem Verfechter der Blutgruppenernährung, führt das Weizenkeimlektin zu Abwehrreaktionen im Verdauungstrakt und im Blut. Im Darm kommt es zu massiven Entzündungen an der Darmschleimhaut mit vermehrter Produktion von Polyaminen (Biogene Amine). Wegen Zellwucherungen und Abnahme der Natürlichen Killerzellen entsteht eine **erhöhte Krebsgefahr.** Das Lektin stört auch die Verdauungsenzyme und die Nährstoffaufnahme im Darm. Folge ist ein **Vitalstoffmangel.** Da das Weizenkeimlektin insulinähnliche Wirkung an den Fettzellen hat und den pH-Wert des Muskels verändert, kommt es zur **Hemmung der Fettverbrennung mit Ansteigen des Körperfettanteils.** Außerdem fördert das Lektin die **Insulinresistenz** durch Anlagerung an die Insulinrezeptoren. Dadurch verstärkt es das Metabolische Syndrom (Übergewicht, hohe Blutfette, diabetische Stoffwechsellage). Schließlich wird das Weizeneiweiß für **Allergien und Autoimmunreaktionen** verantwortlich gemacht. Durch Einfluss des Lektins auf IgE-Antikörper und Förderung der Schleimproduktion werden Heuschnupfen und Asthma bronchiale begünstigt. Besonders Diabetes mellitus Typ I und Rheumatische Erkrankungen werden mit dem Weizenkeimlektin in Verbindung gebracht.

2.1.1.3.3. Wurstwaren

Auch fettarme Wurstwaren sind aus verschiedenen Gründen gesundheitsschädlich. Sie sind stark Säure bildend, da sie **große Mengen an schwefelhaltigem Eiweiß (Methionin)** und Phosphor enthalten, jedoch kaum basische Mineralien. Über Wurstprodukte erfolgt außerdem eine **hohe Natriumzufuhr.** Da sie nur wenig Kalium besitzen, ergibt sich ein ungünstiges Natrium-Kalium-Verhältnis von 4 zu 1. Oft werden der Wurst auch noch schädliche **Nititsalze,** die im Magen in krebserregende Nitrosamine umgewandelt werden, beigemischt.

2.1.1.3.4. Nachtschattengewächse (Kartoffeln, Tomaten)

Eiweiße (Lektine) in Kartoffeln (Galanthus nivalis Agglutinin) und Tomaten (Lycopersicon esculentum Agglutinin) schaden nach Erkenntnissen von Peter D`Adamo auf verschiedene Weise der Gesundheit. Sie **reizen die Ma-**

genschleimhaut, vermindern die Konzentration von Mucin, ein Enzym, das die Darmschleimhaut schützt. Sie lagern sich im Gewebe um die Gelenke ein und **fördern so Gelenkentzündungen.** Außerdem hemmen die Agglutinine der Nachtschattengewächse den Stoffwechsel und **begünstigen** dadurch **eine Gewichtszunahme.** Er hat auch festgestellt, dass sie sich bevorzugt an Nervengewebe binden.

In Tabelle 8 sind die Kritikpunkte an den Ernährungsempfehlungen der DGE zusammengefasst.

Kritik an den Ernährungsempfehlungen der DGE

❖ **Zu viel tierisches Eiweiß**
❖ **Zu viele Omega 6 – Fettsäuren**
❖ **Zu wenig Pangamsäure (Vitamin B15) und Amygdalin (Vitamin B17)**
❖ **Zu hohe Kochsalzzufuhr**
❖ **Zu wenig Obst und Gemüse**
❖ **Empfehlung von gefährlichen Nahrungsmitteln**
   o **Milchprodukte**
   o **Weizenvollkornprodukte**
   o **Fettarme Wurstwaren**
   o **Nachtschattengewächse (Kartoffeln, Tomaten, Paprika)**

Tabelle 8

Quellen

Brucker M. O., Unsere Nahrung - unser Schicksal, emu verlag
Burgerstein L., Burgersteins Handbuch, Haug
D`Adamo P. Whitney C., 4 Blutgruppen – Richtig leben, Piper
Gröber U., Orthomolekulare Medizin, WVG
Day D., Stahl, Strahl, Chemo und Co. Vom langen Ende eines Schauermärchens, Credence Publikation
Griffin G. E., Eine Welt ohne Krebs, Kopp
Leitzmann C., Ernährung in Prävention und Therapie, Hippokrates
Oberbeil K., Die Zuckerfalle, Herbig-Verlag

Plant J., Das Leben in deiner Hand, Goldmann
Rollinger M., Milch besser nicht, Jou Verlag
Strunz U. Jopp A., fit mit fett, Heyne
Tepperwein K., Gesund für immer, Goldmann
EU – BST – Human – Report, http://ec.europa.eu.int./food.html
www. Milchlos.de

2.1.2. Genussmittel, Drogen und chemische Medikamente

Sowohl übermäßiger Kaffee- oder Alkoholkonsum, als auch Tabakkonsum, harte Drogen und viele körperfremde Arzneimittel (Xenobiotika) sind Risikofaktoren für die Entstehung von Zivilisationskrankheiten. Sie haben jedoch nur bei starkem Missbrauch die Bedeutung der Fehlernährung, tragen besonders in Kombination mit einer nicht artgerechten Ernährung zu gesundheitlichen Schäden bei. **Selbst starkes Rauchen muss bei optimaler Ernährung nicht zwangsläufig zu gesundheitlichen Beeinträchtigungen führen.** Auch starke Raucher können sehr alt werden. In Italien, wo 4-mal so viel Obst und Gemüse gegessen werden wie in England, ist die Lungenkrebshäufigkeit bei Rauchern um das 10 Fache niedriger, obwohl in beiden Ländern gleich viel geraucht wird. Viele der früher weitgehend krebsfreien Eskimos waren starke Raucher.

2.1.2.1. Übermäßiger Kaffeekonsum

Besonders Frauen neigen dazu, wie es bereits in der Kaffeekantate von Johann Sebastian Bach beschrieben wird, große Mengen Kaffee zu trinken. 2 bis 3 Tassen täglich sind in der Regel kein Problem, manche häufig gestresste Menschen konsumieren jedoch über den Tag verteilt 10 und mehr Tassen Kaffee. Der Hauptwirkstoff Koffein hat nicht unerhebliche Auswirkungen:

1. Stresserzeuger

Koffein aktiviert das Sympathische Nervensystem. Folgen sind Steigerung der Herzfrequenz und hemmende Wirkung auf die Verdauung.

2. Mineralstoffräuber

Kaffee hat diuretische Wirkung, schwemmt Wasser und Mineralien aus. Deshalb ist es umstritten, ob Kaffee überhaupt in der Flüssigkeitsbilanz positiv zählt.

3. Säurenzuführer

Der Mineralienverlust über die Nieren und die Zufuhr der Kaffeesäure tragen zur Übersäuerung des Körpers und langfristig zur Entmineralisierung des Knochens bei.

2.1.2.2. Übermäßiger Alkoholkonsum

Nach Angaben der MMW-Fortschr.Med.24/2007 nehmen in Deutschland 12,3% der Erwachsenen (3,8 Millionen Männer und 1,7 Millionen Frauen) täglich mehr als den empfohlenen Grenzwert für Reinalkohol (Männer 30g, Frauen 20g) zu sich. Besonders unter den Jugendlichen kommt es zunehmend zu einem regelmäßigen Alkoholmissbrauch, der teilweise in exzessives Trinken bis zur Bewusstlosigkeit ausartet. Das „Komatrinken" wird bei ihnen immer erstrebenswerter.

Alkoholabhängige Männer und Frauen zeigen erhöhte Lebenszeitprävalenz für komorbide psychiatrische Störungen im Vergleich zur Allgemeinbevölkerung. Dabei leiden alkoholabhängige Frauen häufiger unter Angst und affektiven Störungen. Männer erfüllen häufiger die Kriterien einer antisozialen Persönlichkeit.

Alkohol hat vielfältige negative Auswirkungen:

1. Säureerzeuger

Der Alkohol wird sauer verstoffwechselt. Bei seinem Abbau entstehen größere Mengen an Essigsäure.

2. Darmflorazerstörer

Alkoholbedingte Entzündungen schädigen die Darmschleimhaut und schädigen die gesundheitsfördernden Bakterien im Darm.

3. Mikronährstoffräuber

Durch Entzündungen im Magen-Darm-Trakt, vermehrte Ausscheidung von Mineralien im Urin und durch Verbrauch von Mikronährstoffen beim Alkoholabbau gehen zahlreiche Mineralien, Spurenelemente und besonders Vitamine verloren (siehe 2.2.6.).

2.1.2.3. Tabakkonsum

In Deutschland rauchen nach Angabe desselben Artikels der MMW 39% der Männer und 31% der Frauen. 70 bis 80% der Raucher sind nikotinabhängig. Etwa ein Drittel sind starke Raucher, die bereits morgens kurz nach dem Aufstehen zur Zigarette greifen müssen. **Erschreckend ist, dass nach einer**

EU-Studie etwa 15% der 11-Jährigen erste Erfahrungen mit dem Rauchen machen und unter den 15-Jährigen 57% der Jungens und 63% der Mädchen rauchen. Nikotin ist das Suchtmittel Nummer eins in Deutschland.

Rauchen verkürzt, je nach Ernährung, das Leben um 5 bis 25 Jahre. Jeder 15. bis 20. Raucher erkrankt an Lungenkrebs, einer weitgehend noch unheilbaren Erkrankung. Außerdem sind über 90% der Lungenkrebspatienten Raucher.

Die schädlichen Auswirkungen des Tabakkonsums sind vielfältig und schwerwiegend:

1. Stresserzeuger

Nikotin, eine psychoaktive, abhängig machende Substanz des Tabaks, **erhöht auch in Ruhe die Stresshormone.** Die Auswirkungen sind ähnlich wie beim Koffein.

2. Mineralstoffräuber

Bei Rauchern ist der Vitamin C-Bedarf deutlich erhöht. Eine einzige Zigarette braucht 30 mg Vitamin C, fast 50% der von der DGE empfohlenen Tagesdosis, auf (siehe auch 2.2.6).

3. Gefäß- und Knochenschädiger

Durch Kohlenmonoxid (CO) kommt es zur Bluteindickung und zur Schädigung der Gefäßinnenwand. Folgen sind Durchblutungsstörungen und eine erhöhte Thrombosegefahr. Das Nikotin fördert auch die Entmineralisierung der Knochen.

4. Zellschädiger

Über 40 Stoffe im Tabak schädigen direkt oder indirekt die verschiedensten Zellen des Körpers und machen zusätzliche zahlreiche Reparaturvorgänge notwendig. Deshalb erhöht Rauchen das Krebsrisiko.

2.1.2.4. Drogen

Nach der MMW 24/2007 haben in Deutschland ca. 1,4 Millionen Menschen medikamentenbedingte Störungen, **vor allem durch die regelmäßige Einnahme von Schmerz-, Schlaf- und Beruhigungsmitteln.** Die Abhängigkeit nimmt nicht selten ihren Ausgang von einer ärztlichen Verordnung. Die Prävalenz ist bei Frauen deutlich höher als bei Männern. Der Verbrauch von psychotropen Medikamenten verdoppelt sich bei Frauen ab dem 40. Lebensjahr.

Etwa 1,4% der Bevölkerung haben im Laufe ihres Lebens Erfahrungen mit Opiaten gemacht.

Eine Benzodiazepinabhängigkeit kann sich je nach Substanz innerhalb einiger Wochen ausbilden. Dabei wird die Problematik der „low dose dependence" oft unterschätzt. Viele Frauen sind niedrig dosisabhängig und sich daher ihrer Abhängigkeit nicht bewusst.

2.1.2.5. Körperfremde Arzneimittel

In Deutschland sind etwa 40000 körperfremde Arzneimittel zugelassen, in der Schweiz lediglich 6000. Sie haben im Gegensatz zu körpereigenen Wirkstoffen wie Vitamine, Spurenelemente und Aminosäuren eine sehr viel geringere therapeutische Breite, das heißt Wirkungen und Nebenwirkungen liegen sehr eng beieinander.

Chemische Arzneimittel haben vielfältige Nebenwirkungen:

1. Säurenzuführer

Viele häufig verordnete Medikamente haben einen negativen Einfluss auf das Säure-Base-Gleichgewicht des Organismus, weil bei ihrem Abbau Säuren im Körper entstehen.

2. Mikronährstoffräuber

Manche Medikamente behindern die Nährstoffaufnahme im Darm. Acetylsalicylsäure (ASS), Barbiturate, Diuretika und Tetrazykline steigern zum Beispiel die Vitamin C-Ausscheidung über die Nieren (siehe 2.2.6.).

3. Darmflorazerstörer

Besonders Antibiotika schädigen die Darmflora erheblich, da sie auch die für eine gesunde Darmflora wichtigen Bakterien abtöten.

Tabelle 9 fasst die negativen Auswirkungen der Genuss- und Arznei-mittel zusammen.

Kaffee (Cof-fein)	Alkohol	Tabakkonsum (Nikotin, CO)	Körperfremde Arzneimittel
Säurenzuführer	Säurenerzeuger		Säurenzuführer
Mikronährstoff-räuber	Mikronährstoff-räuber	Mikronährstoff-räuber	Mikronährstoff-räuber
Stresserzeuger		Stresserzeuger	
	Darmflora-zerstörer		Darmflora-zerstörer
		Gefäßschädiger	
		Zellschädiger	

Tabelle 9

2.1.3. Bewegungsmangel

In der Steinzeit legte der Mensch täglich 20 bis 40 km zurück, **heute gehen viele Menschen pro Tag weniger als 500 Schritte.** Die durchschnittliche Wegstrecke täglich liegt unter zwei Kilometer. Vor 100 Jahren wurden 90% der Arbeitsenergie durch Muskelkraft aufgebracht, heute nur noch 1%. Geld wird in der modernen Gesellschaft im Sitzen oder im Stehen verdient.

Nach einer repräsentativen Erhebung des Bundes-Gesundheitssurveys von 1998 sind ab dem 40. Lebensjahr weniger als 15% der Männer und weniger als 10% der Frauen ausreichend körperlich aktiv, ab dem 70. Lebensjahr nur noch 8% der Männer und 5% der Frauen. In Folge sind 50% der 50 bis 59 jährigen Frauen und 30% der altersentsprechenden Männer nicht mehr in der Lage, drei Stockwerke zu ersteigen.

Eigentlich könnte man erwarten, dass Ärzte ein Vorbild für gesundheitsbewusstes Verhalten sind. Nach aktuellen Erhebungen des Instituts für Ärztegesundheit in Villingen bewegen sich jedoch auch 50% der Ärzte zu wenig. Jeder dritte Arzt leidet unter Übergewicht und 20% der Ärzte sind Raucher. Kommentar der Bundesärztekammer: „Ärzte sind nicht kränker als der Bevölkerungsdurchschnitt".

Aus dem „Laufwandertier" von einst ist ein Sitzmensch und Daueresser geworden, dem sein natürlicher Instinkt für eine gesunde Lebensweise abhanden gekommen ist.

Der Sitzkreislauf führt zum Bewegungsmangel

Wir bewegen uns zwei drittel weniger als vor 100 Jahren. Der Mensch verbrennt heute pro Tag 700 Kcal weniger als früher, eine ganze Mahlzeit, die er aber nicht auslässt. Sitzen macht süchtig und lässt die Muskulatur verkümmern. **Zwischen Bürostuhl, Autositz und Fernsehsessel schwindet die Muskulatur dahin, das einzige Organ, das Fett verbrennt.** Eine inaktive Person verliert ab dem 20. Lebensjahr jährlich 1% der Muskelmasse. Das sind 3 kg Muskeln in 10 Jahren. Gleichzeitig nimmt sie ab dem 25. Lebensjahr pro Jahr 0,5 bis 1 kg an Fett zu. **Fettgewebe ersetzt also immer mehr Muskelgewebe, der Körperfettanteil steigt deshalb ständig.** Da ein Kilogramm Muskelmasse in Ruhe 50 Kcal pro Stunde, ein Kilogramm Fettgewebe jedoch nur 4 Kcal pro Stunde verbrennt, nimmt der Grundumsatz und damit der Kalorienverbrauch mit zunehmendem Alter immer mehr ab. Ein Untrainierter verliert auch ab dem

20. Lebensjahr pro Jahr 3% der Leistungsfähigkeit seines Herz-Kreislauf-Systems. **Im 50. Lebensjahr sind dann nur noch 36% der ursprünglichen Herz-Kreislaufleistung übrig.** Das Treppensteigen wird immer schwieriger.

Körperlich inaktive Frauen verlieren ab dem 30. Lebensjahr jährlich 1% der Mineralsalze des Knochens, nach den Wechseljahren ohne sportliche Betätigung sogar 2 bis 3% pro Jahr. **Auch das Immunsystem lässt bei inaktiven Menschen ab dem 40. Lebensjahr deutlich nach.** Die Natürlichen Killerzellen nehmen deutlich ab, während Autoantikörper zahlreicher werden.

Tabelle 10 zeigt die negativen Auswirkungen von Bewegungsmangel und die positiven Auswirkungen bei regelmäßigem Ausdauertraining.

Bewegungsmangel	Regelmäßige Ausdauerbewegung
Dominanz des „Stressnervensystems" (Sympathikus) in Ruhe und bei körperlicher Belastung	Dominanz des „Erholungsnervensystems" (Parasympathikus) in Ruhe und bei leichter bis mittelschwerer körperlicher Belastung
Inaktivitätsatrophie: Muskel-, Knochen- und Knorpelschwund	Aktivitätshypertrophie: Muskel-, Knochen- und Knorpelaufbau
Funktionseinbußen des Herz-Kreislauf-Systems: „Büroherz" mit überwiegend Frequenzarbeit Abnahme der Lungenkapazität	Funktionsverbesserung des Herz-Kreislauf-Systems: Herzökonomisierung durch überwiegende Volumenarbeit Zunahme der Lungenkapazität
Regulationsstörungen: Störung des Stoffwechsels Abnahme der Hormonempfindlichkeit der Rezeptoren	Verbesserte Regulation: Stoffwechselökonomisierung Zunahme der Empfindlichkeit der Hormonrezeptoren
Neigung zu Ängsten und Depressionen	Seelische Ruhe und Ausgeglichenheit

Tabelle 10

Quellen

Kleinmann D., Laufen, Schattauer
Strunz U., forever young – Das Leicht-Lauf-Programm, München
Weineck J., Sportbiologie, Spitta
Wessinghage Th., Laufen, blv

2.1.4. Dauerstress

Unter Stress versteht man eine unspezifische Reaktion auf innere oder äußere Belastungen. **Problematisch ist Dauerstress,** unter anderem, weil der Kortisolspiegel ständig erhöht ist. Die Stressquellen in unserer Leistungsgesellschaft sind vielfältig:

- **Bedingt durch die Persönlichkeit**
  Versagensängste und soziale Probleme bei **geringem Selbstwertgefühl** und **unrealistisch hochgesteckten Zielen** provozieren Stresssituationen.

- **Probleme in Partnerschaft und Familie**
  Streit, gegenseitige Abwertung und Schuldzuweisungen entstehen oft bei **schwierigen Partnerbeziehungen** oder **finanziellen Problemen.** Auch **Familien- und Nachbarschaftsstreitigkeiten** können sehr belastend sein.

- **Im beruflichen Bereich**
  Ärger, Kränkungen, Enttäuschungen und besonders **Mobbing am Arbeitsplatz** „vergiften" das Arbeitsklima und fördern Krankheiten. **Ursachen für Mobbing sind vor allem Interessenskonflikte und emotional ungeeignete Führungskräfte.**

- **Andere soziale Belastungen**
  Hohe Leistungsanforderungen und **ständiger Zeitdruck** sind bedeutende Stressfaktoren. **Schwierige wirtschaftliche Bedingungen** haben oft erhebliche Existenzängste zur Folge. Auch Umweltbelastungen wie **Lärm** können das Stressnervensystem aktivieren.

Quellen

Axt P., Die Kunst länger zu leben, Goldmann
Strunz U., frohmedizin, Heyne
Tepperwein K., Gesund für immer, Goldmann

2.2. Ursachen der Zivilisationskrankheiten

2.2.1. Chronische Übersäuerung

Der Säure-Base-Haushalt ist das zentrale Reaktionsmilieu des Stoffwechsels. **Der Mensch ist ein basisches Lebewesen,** das heißt, er kann optimal nur bei schwach basischem pH-Wert funktionieren. Die lebensnotwendige Konstanthaltung der physiologisch schwach alkalischen Reaktion der Gewebeflüssigkeit wird als Säure-Basen-Gleichgewicht bezeichnet.
Eine wesentliche Voraussetzung für Zivilisationskrankheiten ist eine chronische Übersäuerung des Organismus. Da Blut, Herz und Gehirn einen konstanten pH-Wert benötigen, ist nur eine akute Übersäuerung im Blut messbar. Die Messung des pH-Werts des Urins ist besser geeignet, eine chronische Übersäuerung festzustellen.

Ursachen für chronische Übersäuerung

- ❖ **Fehlernährung**
- ❖ **Genussmittel** wie Tabak, Alkohol oder Kaffee
- ❖ **Bewegungsmangel**
- ❖ **Stress,** Ärger, Depressionen
- ❖ **Medikamente,** die sauer verstoffwechselt werden
- ❖ **Gärung im Darm** bei Störung der Darmflora.

Fehlernährung

Durch Nahrungsmittel werden dem Organismus sowohl Säuren als auch Basen zugeführt. Zusätzlich bildet der Körper im Stoffwechsel selbst Säuren. Basen kann lediglich der Magen bilden, da bei der Erzeugung von 1g Salzsäure gleichzeitig 2,3 g Natriumbicarbonat entsteht, das jedoch später wieder zur Neutralisation des Speisebreis im Dünndarm benötigt wird. **In der Bilanz können also Basen nur über die Nahrung zugeführt werden.**

Es wird zwischen Säurenlieferanten und Säurenerzeugern unterschieden. Zu den Säurenlieferanten gehören Fleisch, Innereien, Käse, Quark und Eier. Sie enthalten große Mengen des schwefelhaltigen Eiweißes Methionin, das im Körper zur anorganischen Schwefelsäure umgewandelt wird. Außerdem enthalten sie Phosphor, aus dem im Stoffwechsel die anorganische Phosphorsäure entsteht. Käse und Wurstwaren werden zusätzlich große Mengen an Natrium zugesetzt, das unter Verlust der basischen Mineralien Kalzium und Magnesium über die Nieren ausgeschieden werden muss.

Säurenerzeuger sind Haushaltszucker, Süßigkeiten, Limonaden, weißer Reis und Weißmehlprodukte. Sie enthalten Zucker oder Stärke, die im Stoffwechsel Säuren, zum Beispiel Ketone, erzeugen, die ebenfalls durch basische Mineralien neutralisiert werden müssen.

Gute Basenlieferanten sind Gemüse, Salat, Obst, Soja, Kartoffeln, rohe Milch, Sahne und stilles Mineralwasser. Sie enthalten große Mengen an basischen Mineralien, die, wenn sie ausreichend vorhanden sind, im Knochen, Knorpel und in den Zähnen gespeichert werden (siehe Tabelle 11).

Säurenausscheitung

Die Säurenausscheidung bzw. -neutralisation erfolgt über 5 Organe:

- **Lungen**
  Über die Lungen wird das saure Kohlendioxid abgeatmet. **Durch Bewegung kommt es zu einer verstärkten Abatmung von Kohlendioxid.**

- **Nieren**
  Scheiden Säuren aus, halten Basen zurück. **Die Säurenausscheidung ist stark von der Wasserzufuhr abhängig.**

- **Haut**
  Über den Schweiß werden Säuren ausgeschieden. **Verstärktes Schwitzen durch Bewegung.**

- **Leber**
  Sie verstoffwechselt Säuren. **Bei dieser Aufgabe wird die Leber durch Alkohol und Medikamente behindert.**

- **Darm**
  Auch über den Stuhl werden Säuren ausgeschieden.

	Methionin mg / 100g	Phosphor mg / 100g	Natri- um mg / 100g	Kali- um mg / 100g	Magne- sium mg / 100g	Kalzi- um mg / 100g
Stark säurebil- dend						
Käse	800	500	500	95	30	800
Wurst	800	150	1285	210	8	30
Fleisch	600	160	68	300	20	7
Fisch	600	215	70	350	30	30
Eier	450	215	145	145	12	55
Haus- halts- zucker	_Säure- erzeuger_					
Weißbrot Kuchen	130	100	530	150	30	25
Teigwa- ren Weißer Reis	100	155	17	220	40	25
Alkohol Koffein	_Säure- erzeuger_					
Schwach säure- bildend						
Quark, Joghurt, Sahne	80	100	40	120	11	100
Vollkorn- brot	120	200	475	260	60	30
Nüsse	230	400	2	700	160	160
Schwach basen- bildend						
Soja- produkte	150	275	5	1800	220	200

Milch	90	90	45	155	12	120
Trocken-obst	25	110	20	950	45	100
Hülsen-früchte	240	420	6	1100	135	90
Stark Basen-bildend						
Gemüse	25	45	20		25	45
Blattsalat	10	30	6	200	10	25
Kartoffeln	30	50	3	420	17	15
Obst	13	30	1	210	17	15

Tabelle 11

Quelle: Der kleine Souci: Lebensmitteltabelle für die Praxis

Maßnahmen des Organismus bei Säurenüberschuss

Da Blut, Herz und Gehirn zur Erhaltung ihrer Funktionen einen konstanten pH-Wert benötigen, muss der Organismus bei Säureüberangebot verschiedene Maßnahmen ergreifen:

1. Er regt die Säuren ausscheidenden Organe – **Nieren, Lungen, Leber und Haut** – zu einer gesteigerten Aktivität an. Besonders für die Nieren stellt die Aktivitätssteigerung längerfristig eine große Belastung dar.
2. Der **Magen** wird über Histamin angeregt, vermehrt das basische Bicarbonat zu produzieren. Dabei entsteht gleichzeitig Salzsäure (HCl), die längerfristig zu einer Übersäuerung des Magens führt.
3. Es entstehen im Körper **Säurendeponien,** die als Zwischenlager, oft auch als Endlager dienen. Die wichtigste und größte Säuredeponie ist das **Bindegewebe von Organen, Gefäßen und Nerven.** Bei der Bindegewebsazidose kommt es zu einer Anreicherung von überschüssigen Säuren im Bindegewebe. Andere Deponien sind **Gelenke, die Gelenkschmiere,** die den Knorpel ernährt, **Sehnen und Muskeln,** besonders **selten benötigte Muskeln.**

4. Zum Ausgleich der Säuren werden **Knochen, Knorpel und Zähnen** basische Mineralien wie Kalzium entzogen. Es kommt zunehmend zur Entmineralisierung dieser Mineralienspeicher.

Auswirkungen von chronischer Übersäuerung des Organismus
Eine chronische Übersäuerung hat schwerwiegende Auswirkungen auf verschiedene Funktionen des Körpers:

1. Es kommt zu einer **Daueraktivierung des Vegetativen Nervensystems** durch Anregung des aktivierenden Sympathikus, der durch die Übersäuerung, ohne dass körperlicher oder psychischer Stress besteht, ständig in Aktion ist.
2. Chronische Übersäuerung führt zu einem **Mikronährstoffmangel.** Da die Aufspaltung und Aufnahme der Nahrungsbestandteile eingeschränkt ist, stehen dem Organismus weniger Vitamine, Spurenelemente und Mineralien zur Verfügung.
3. Die **Darmflora wird geschädigt.** Durch die pH-Veränderung im Darm können sich schädliche Bakterien und Pilze besser behaupten und verdrängen zunehmend die nützlichen Bakterien, zum Beispiel die Lactobazillen.
4. Langfristig kommt es zur **Schädigung der Bindegewebe** (Sklerose, Fibrose, Zirrhose), der Gelenke und Muskeln.
   Folgen sind:
   - Hautalterung, Bindegewebsschwäche, Cellulitis
   - Arteriosklerose, Herzinfarkt
   - Nervenschmerzen, Multiple Sklerose
   - Arthritis, Arthrose, Weichteilrheuma, Sehnenscheidenentzündungen
   - Muskelverspannungen, Bandscheibenschaden
   - Lungenfibrose, Leberzirrhose

5. **Entkalkung von Knochen, Knorpel und Zähnen.**
   Folgen sind:
   - Osteoporose, Wirbel- und Knochenbrüche
   - Arthrose
   - Karies

Tabelle 12 fasst die schwerwiegenden Folgen einer chronischen Übersäuerung zusammen.

Folgen einer chronischen Übersäuerung des Körpers

- ❖ **Daueraktivierung des Sympathischen Nervensystems**
- ❖ **Mikronährstoffmangel**
- ❖ **Schädigung der Darmflora**
- ❖ **Schädigung der Bindegewebe**
- ❖ **Entkalkung von Knochen, Knorpel und Zähnen**

Tabelle 12

Quellen

Bechter J., Neue Wege zu Gesundheit durch erfolgreiche Medizin, Sensei Verlag
Kraske E. M., Säure-Basen-Balance, GU
Müller-Mees E., Sauer macht nicht lustig, Knaur
Treutwein N., Übersäuerung, Krank ohne Grund, Weltbild

2.2.2. Daueraktivierung des Sympathischen Nerven-systems

Ursache für eine Daueraktivierung bzw. Dominanz des „Stressnervensystems" auch in Ruhe sind wie bereits oben beschrieben eine **chronische Übersäuerung des Organismus, ein Bewegungsmangel, psychischer oder körperlicher Dauerstress** (Schwerarbeit, Leistungssport), **starkes Übergewicht und regelmäßiger Tabakkonsum.**
Bei chronischem Stress kommt es neben der Daueraktivierung des Sympathikus zu einer Daueraktivierung der Hypothalamus-Hypophysen-Nebennierenrinden-Achse (HPA-Achse). Durch die Aktivierung des Sympathikus werden im Nebennierenmark vermehrt die Stresshormone Adrenalin (A) und Noradrenalin (NA) ausgeschüttet. Die **Aktivierung der HPA-Achse** hat Auswirkungen auf die Nebennierenrinde, wo verstärkt Kortisol und Renin ausgeschüttet werden.

Folgen der Daueraktivierung des Sympathischen Nervensystems

Chronisch erhöhte Adrenalin- und Noradrenalinwerte im Blut
- Erhöhung der Herzfrequenz (A) und **Verengung der Blutgefäße** (NA)
- **Vermehrte Muskelanspannung**
- **Flache Atmung**
- **Verringerte Freisetzung von Insulin** in der Bauchspeicheldrüse (NA) und **Erhöhung des Blutzuckerspiegels und der Blutfette** (A)
- **Reduzierte Tätigkeit der Darmaktivität.** Weil der Darm auf Sparflamme arbeitet, können Basen aus der Nahrung nicht aufgenommen werden. Stattdessen bilden sich im lange im Darm verweilenden Nahrungsbrei Gärungssäuren.
- **Vermehrte Noradrenalin-Synthese im Gehirn** mit Störung der psychischen Befindlichkeit (Angst, Anspannung, Schreckhaftigkeit, Gereiztheit, Schlafstörungen).

Chronisch erhöhte Kortisolwerte im Blut

❖ Steigerung der Magensaftproduktion und des Appetits
❖ Abnahme der Empfindlichkeit der Insulinrezeptoren
❖ **Zunahme des Fettgewebes im Bauchraum** (Viszerale Adipositas)
❖ **Immunschwächung**
❖ **Schädigung bestimmter Hirnstrukturen, besonders des Hippo-campus,** eine Hirnregion, die für die Gedächtnisbildung und das Lernvermögen sehr bedeutsam ist.

Daueraktivierung des Renin-Angiotensin-Aldosteron Systems

• **Verengung der Arterien durch das Hormon Angiotensin II**
• Verminderte Natrium- und Wasserausscheidung über Aldosteron
• Vermehrte Ausschüttung gewebeaufbauender (anabol wirksamer) Androgene.

Quellen

Silbernagel S. Despopoulos A., Taschenatlas der Physiologie, Thieme Verlag
Silbernagel S. Lang F., Taschenaltlas der Pathophysiologie, Thieme Verlag

2.2.3. Störung der Darmflora

Als Darmflora wird die Gesamtheit der Mikroorganismen bezeichnet, die den Darm des Menschen und von Tieren besiedeln. Bei den Darmbewohnern handelt es sich überwiegend um Bakterien, jedoch auch um andere Organismen wie Viren und Pilze. **Der Darm des Menschen stellt ein komplettes Ökosystem dar,** das sich innerhalb der ersten Lebensjahre herausbildet. **Schon beim Säugling hat die Nahrung einen besonderen Einfluss auf die Besiedlung.** Der Darm gestillter Kinder wird nach den ersten Wochen hauptsächlich von Milchsäure produzierenden Bakterien (Bifidobakterien und Laktobazillen) bevölkert. Die von ihnen produzierte Milchsäure führt zu einer Ansäuerung des Darmmilieus, die es krankmachenden Bakterien erschwert, sich dort anzusiedeln. Im Gegensatz dazu findet man bei Flaschenkindern eine erwachsenenähnliche Mikroflora. Beim einem gesunden Erwachsenen mittleren Alters besteht dieses Ökosystem aus hauptsächlich 10 bis 100 Billionen anaeroben Bakterien. Der Dickdarm ist ca. 10 000-mal dichter besiedelt als der Dünndarm. Von dem Zusammenspiel im Ökosystem Darm profitieren sowohl die Mikroorganismen als auch der Mensch. Nahrungsbestandteile und vom menschlichen Organismus gebildete Substanzen dienen den Mikroorganismen als Kohlenstoff- und Energiequelle. Im Gegenzug erfüllen die Bakterien für den Menschen lebenswichtige Funktionen wie zum Beispiel:

- **Stimulierung des schleimhautassoziierten Immunsystems des Darms**
- **Abwehr von Krankheitserregern** (Kolonisationsresistenz)
- **Versorgung mit Vitaminen** (Vitamin B1, Riboflavin, Pyridoxin, Vitamin B12, Vitamin K)
- Unterstützung der Verdauung von Nahrungsbestandteilen
- **Versorgung der Darmepithelschicht mit Energie** (Butyrat)
- Anregung der Darmbeweglichkeit durch die kurzkettigen Fettsäuren (Butyrat)
- Umwandlung von Steroiden und Gallensäuren.

Im Verlauf der bakteriellen Fermentation unverdaulicher Kohlenhydrate (Ballaststoffe) kommt es im menschlichen Darm zur Bildung von **kurzkettigen Fettsäuren** (Essig-, Propion- und Buttersäure) sowie der Gase Wasserstoff (H_2), Kohlendioxid (CO_2) und Methan (CH_4). Die Fettsäuren werden vom Darmepithel aufgenommen und verstoffwechselt, die Gase ausgeschieden (Flatulenz). Bei der anaeroben Verstoffwechslung von Proteinen werden ebenfalls kurzkettige Fettsäuren gebildet. Zusätzlich entstehen Indole, Amine und der übel riechende Schwefelwasserstoff (H_2S).

Eine gesunde Darmflora ist für den Menschen mit der wichtigste Schutz für die Gesundheit und Vitalität. Selbstständige Nervenzellen im Darm reagieren wie das Gehirn auf das Glückshormon Serotonin und auf den Stress-Botenstoff Adrenalin.

Darmdysbiose

Die normale Zusammensetzung der menschlichen Darmflora wird als **Eubiose** bezeichnet, das bedeutet eine ausgeglichene Besiedlung verträglicher Mikroorganismen. **Durch falsche Ernährung, zu wenig Bewegung und Stress wird das Darmmilieu übersäuert.** Folge ist eine **Dsybiose,** eine Fehlbesiedlung des Darms mit für den Menschen ungünstigen Keimen. Pathogene Keime breiten sich aus und verdrängen nützliche Mikroorganismen. Zuerst reagiert nur die Dickdarmflora, später auch die Dünndarmflora mit einer Dysbiose.

Durch eine über Monate bestehende krankmachende Darmflora kommt es zu Veränderungen der Darmschleimhaut und der Darmwände. Zu den Anzeichen einer Darmdsybiose gehören:
- Blähungen, Winde (Flatulenz)
- Aufstoßen
- Darmkrämpfe oder Koliken
- Durchfall oder Verstopfung
- schmieriger, übelriechender Stuhl.

Auch Symptome wie Mundgeruch, Sodbrennen, schlechtes Allgemeinbefinden und Gewichtsprobleme sprechen für eine Fehlbesiedelung des Darms.

Die Darmschleimhaut – das Verteidigungssystem

Die Dickdarmschleimhaut ist das erste und wichtigste Verteidigungssystem gegen Giftstoffe. **Die Darmschleimhaut muss die mit der Nahrung aufgenommenen Schadstoffe, Krankheitserreger und Allergene daran hindern, in den Körper einzudringen.** Sie stellt außerdem die Grundlage für das Wachstum der Darmbakterien. Auf einer entzündlichen Darmschleimhaut können sich gesunde Darmbakterien nicht ausreichend vermehren, Fremdstoffe, schädliche Enzyme oder Gifte dringen ein, schädigen Teile der Darmwand, Entzündungen verstärken sich weiter.

Schädigungen der Darmschleimhaut und der Darmwand führen zu einer **erhöhten Durchlässigkeit der Darmwand,** der Darm wird sozusagen undicht. **Dadurch können saure Verdauungsgifte und Allergene in den Körper gelangen.** Eine gesunde Darmschleimhaut nimmt keine Allergene auf, da diese durch das in der Schleimhaut befindliche Immunsystem sofort zerstört werden.

Aus einer säureüberschüssigen Kost resultieren meist Gärung im Dünndarm und Fäulnis im Dickdarm. Folge ist eine gestörte Darmflora. **Süßigkeiten, tierische Fette, eiweißreiche Kost, wenig Ballaststoffe, Konservierungsmittel, Geschmacksverstärker und Farbstoffe lassen nützliche Darmbakterien absterben und fördern die Ausbreitung von schädlichen Bakterien und Pilzen.**

Prinzip der Ernährungsumstellung ist es der Gärungs- und Fäulnisflora im Darm das Leben schwer zu machen. **Viele nützliche Darmbakterien ernähren sich vorwiegend von Pflanzenfasern.** Die Regeneration der Schleimhautfunktion des Darms dauert bis zu 1,5 Jahre. Ziel ist es die erhöhte Durchlässigkeit der Darmschleimhaut wieder zurückzubilden und eine intakte Darmflora aufzubauen.

Tabelle 13 fasst die Auswirkungen einer gestörten Darmflora zusammen.

Auswirkungen einer Darmdysbiose

- ❖ **Störung des schleimhautassozierten Immunsystems des Darms**
- ❖ **Verminderte Abwehr von Krankheitserregern im Darm**
- ❖ **Verminderte Synthese von Vitaminen**
- ❖ **Schlechtere Verdauung der Nahrungsbestandteile**
- ❖ **Verminderte Versorgung des Darmepithels mit Energie**
- ❖ **Hemmung der Darmbeweglichkeit**
- ❖ **Vermehrter Anfall von Steroiden und Gallensäuren im Darm**
- ❖ **Entzündung der Darmschleimhaut**
- ❖ **Erhöhte Durchlässigkeit der Darmwand für Verdauungsgifte, Krankheitserreger und Allergene**

Tabelle 13

Quelle

Fürst B., Der Darm, www. Dolce-frutta.de

2.2.4. Erhöhter Blutinsulinspiegel (Hyperinsulinämie) bei Resistenz der Insulinrezeptoren

Insulin ist ein Peptid-Hormon, das in den Beta-Zellen der Bauchspeicheldrüse gebildet wird. Die Insulinausschüttung wird in erster Linie durch Glukose reguliert. Ein erhöhter Blutzuckerspiegel ist der Hauptreiz für eine Insulinausschüttung. Das Hormon erreicht über das Blut alle Körperzellen, hat aber in Abhängigkeit von der Zellart unterschiedliche Wirkungen. **Insulin sorgt an den Leber-, Muskel- und Fettzellen für eine Aufnahme der Glukose in das Zellinnere.** In den Leber- und Muskelzellen wird die Glukose in Form von Glykogen gespeichert, in den Fettzellen wird die Glukose in Speicherfett umgewandelt. Auch der Glukoseabbau wird durch Insulin angeregt. Es ist das einzige Hormon, das den Blutzuckerspiegel senken kann, während andere Hormone wie Glucagon, Adrenalin, Kortison und Schilddrüsenhormone den Blutzuckerspiegel erhöhen.

Insulin hemmt den Fettabbau im Fettgewebe und fördert das Wachstum und die Proliferation von Zellen. Das im Blut zirkulierende Insulin entfaltet seine Wirkung durch Bindung an Insulinrezeptoren. Je nach Anzahl und Empfindlichkeit der Insulinrezeptoren wird für eine Wirkung eine unterschiedliche Menge an Insulin benötigt.

Eine verminderte Anzahl und Empfindlichkeit der Insulinrezeptoren (Insulinresistenz) hat unterschiedliche Ursachen:

- **Zucker- und Fettflut im Blut bei Fehlernährung oder Dauerstress**
  Die Körperzellen schützen sich vor einer „Überzuckerung" durch Einzug der Insulinrezeptoren an der Zellmembran (Down-Regulation) und werden damit insulinunempfindlich. Ein Übermaß an freien Fettsäuren im Blut verfettet und blockiert die Insulinrezeptoren von innen.

- **Chronisch erhöhte Kortisolwerte**
  Sie führen zu einer Abnahme der Empfindlichkeit der Insulinrezeptoren.

- **Muskelabbau bei Bewegungsmangel**

  Bei untrainierten, wenig gebrauchten Muskeln nehmen die Anzahl und Empfindlichkeit der Insulinrezeptoren deutlich ab.
- **Hormone aus einem übermäßigen Fettgewebe**

  Bei hohem Körperfettanteil wird im hormonaktiven Fettgewebe der Botenstoff Resistin gebildet, der die Empfindlichkeit der Insulinrezeptoren herabsetzt. Außerdem kommt es zu einer verminderten Produktion des Hormons Adiponektin, das die Insulinrezeptoren empfindlicher macht.

Bei Resistenz der Insulinrezeptoren muss die Bauchspeicheldrüse immer mehr Insulin ins Blut ausschütten, um eine Wirkung an den Leber- und Muskelzellen zu erzielen. Als Folge der Insulinresistenz kommt es zu einem **ständig erhöhten Blutinsulinspiegel** (Hyperinsulinämie) mit schwerwiegenden Auswirkungen (siehe Tabelle 14).

Folgen eines chronisch erhöhten Blutinsulinspiegels bei Insulinresistenz

❖ Hypoglykämien (zu niedriger Blutzuckerspiegel) mit Heißhunger, **Aktivierung des Sympathikus und gestörter Versorgung des Nervensystems mit Zucker.**

❖ Hemmung des Fettabbaus in den Fettzellen. Als Folge **verminderte Versorgung des Nervensystems mit Ketonkörpern.**

❖ Anregung des Zellwachstums, auch von Krebszellen.

❖ Erschöpfung der Bauchspeicheldrüse durch Überforderung. Es entwickelt sich ein Diabetes mellitus.

Tabelle 14

Quellen

Pape D. Schwarz R. Gillessen H., Gesund-vital-schlank, DÄV
Pape D. Schwarz R. Gillessen H., Satt-schlank-gesund, DÄV
Worm N., Syndrom X, Hallwag.

2.2.5. Hormonaktives Fettgewebe

Das Fettgewebe ist eine an verschiedenen Stellen des Körpers auftretende Form des Bindegewebes, das aus Fettzellen (Adipozyten) aufgebaut ist. Grundsätzliche Aufgabe des Fettgewebes ist es, in ihrem Zellleib Fett zu speichern. Fettgewebe sind immer gut mit Blutgefäßen versorgt.
Das Fettgewebe ist nach der Skelettmuskulatur das zweitgrößte Körperorgan. Eine Fettzelle kann ihr Volumen auf das 200 Fache steigern. Bei Bedarf ist eine Neubildung von Fettzellen aus Bindegewebszellen möglich.
Es gibt im Körper verschiedene Orte für die Fettspeicherung, den Innenspeicher (30%), den Außenspeicher (60%) und das Muskelfett (10%). Zum Innenspeicher gehört das sehr schwer mobilisierbare **Organ- und Baufett,** das die Organe, zum Beispiel die Nieren, schützt und abpolstert. Außerdem das **Bauchfett,** das bei starker Zunahme krankheitsfördernd ist. Da es leicht durch Stresshormone mobilisiert werden kann und die „Ausgangstüren" des Bauchfettspeichers eine geringere Insulinempfindlichkeit haben, laufen freie Fettsäuren des Bauchfetts schnell ins Blut über und erhöhen den Blutfettspiegel. Zum Außenspeicher gehört das **Unterhautfettgewebe,** das wesentlich schwerer mobilisierbar ist. Das **intrazelluläre Muskelfett** dient bei Ausdauerbelastung des Muskels als Energiespeicher.
Das Fettgewebe ist nicht nur ein Speicherorgan, sondern auch ein **sensibles, hormonaktives Gewebe.** Es sind bereits über 100 Hormone und Wirkstoffe des Fettgewebes bekannt.

Auswirkungen der Hormone eines übermäßigen Fettgewebes
- Insulinresistenz der Muskelzellen durch **Resistin.**
- Verengung der Arterien durch **Angiotensinogen II**.
- Abnahme des Hungergefühls über **Leptin,** ein Hormon, das mit dem Gehirn kommuniziert.
- Umwandlung von Androgenen in **Östrogene** durch das Enzyme Aromatase.
- Förderung von Entzündungsvorgängen durch das Peptithormon **Interleukin (IL) 6.**
- **Tumornekrosefaktor Alpha,** ein multifunktioneller Signalstoff des Immunsystems, spielt eine Rolle bei lokalen und systemischen Entzündungen. Er hat Effekte auf den Fettstoffwechsel, auf die Blutgerinnung, die Insulinresistenz und auf die endotheliale Funktion.

- Das Peptidhormon **Adiponektin** wird ausschließlich im Fettgewebe gebildet. Sind die Fettzellen voll, wird wenig Adiponektin gebildet. Übergewichtige haben deshalb einen niedrigen Adiponektin-Spiegel. Es verringert die Insulinresistenz in Leber und Skelettmuskel, spielt im Glukose- und Fettstoffwechsel eine zentrale Rolle.

2.2.6. Mangel an Mikronährstoffen und Enzymen

Zu den Mikronährstoffen gehören Vitamine, Mineralstoffe, Spurenelemente, essenzielle Amino- und Fettsäuren. Mikronährstoffe sind keine Energieträger. Der Organismus benötigt die essenziellen Wirkstoffe als Katalysatoren und Bauelemente für eine Vielzahl biologischer Stoffwechselprozesse.

Ein Mangel an Mikronährstoffen wird vor allem verursacht durch eine **Fehlernährung. Zuviel Eiweiß,** besonders tierisches Eiweiß in Fleisch- und Milchprodukten, muss über die Nieren ausgeschieden werden. Zur Neutralisation der sauren Stoffwechselprodukte werden große Mengen an Mineralien mit ausgeschieden. **Zuviel Natrium** muss ebenfalls über die Nieren ausgeschieden werden. Dabei gehen über die Nieren gleichzeitig wichtige Mineralien wie Kalium und Kalzium verloren. Auch **einfache Kohlenhydrate (Zucker, Stärke)** gelten als Vitalstoffräuber, da bei ihrer Verstoffwechslung große Mengen an Vitaminen und Spurenelementen verbraucht werden.

Beim Verzehr von überwiegend gesättigten und gehärteten Fetten kommt es zu einer Verarmung an mehrfach ungesättigten Fettsäuren (Omega 3- und Omega 6-Fettsäuren). Ebenso führt ein zu geringer Verzehr an Obst, Gemüse und Salat zu einem Mangel besonders an Vitaminen, Kalium und Magnesium.

Gerbstoffe (Tannine) im **schwarzen Tee** und im **Kaffee** sind Anti-Thiamine (Vitamin B1-Hemmer).

Regelmäßiger **Alkoholkonsum** verursacht Reizungen und Entzündungen der Schleimhäute in Magen und Darm, die die Aufnahme von Vitaminen und Mineralstoffen hemmen. Alkohol führt auch zu Reizungen der Bauchspeicheldrüse, wodurch die Bildung von Verdauungsenzymen und die Aufnahme von Nährstoffen aus Lebensmitteln beeinträchtigt werden. Zugleich werden zahlreiche Nährstoffe durch den Alkohol vermehrt über den Urin ausgeschieden, besonders Zink, Kalzium und Magnesium. Alkohol beeinträchtigt auch die Aufnahme von Folsäure, Biotin und Vitamin A sowie die Aufnahme und Aktivierung der B-Vitamine.

Die meisten Menschen, die viel trinken, leiden besonders unter Vitamin B1 (Thiamin) -Mangel, der Gedächtnisstörungen, Stimmungsschwankungen, Aggressivität und Angstgefühle auslöst. Alkohol behindert auch das Recycling von Vitamin K und führt zu Magnesiummangel. Die wichtigsten Enzyme, die für die Entgiftung von Alkohol verantwortlich sind, sind von Zink abhängig.

Raucher haben eine um 10% verringerte Aufnahme und eine um 40% höheren Vitamin C-Verbrauch. Sie weisen auch signifikant niedrigere Vitamin B6-Spiegel auf.

Medikamente wie Acetylsalicylsäure (ASS), Barbiturate, Diuretika und Tetrazykline steigern die Vitamin C-Ausscheidung über die Nieren. Säurehemmende Mittel (Antazida), Antiepileptika, Neuroleptika, das starke Entwässerungsmittel Furosemid und orale Kontrazeptiva führen zu einem Mangel an Thiamin (Vitamin B1). Vitamin B2-Mangel entsteht durch Antidepressiva, Antiepileptika und orale Kontrazeptiva. Diazepam (Valium), das Antiparkinsonmittel L-Dopa, Paracetamol und Phenytoin beeinträchtigen die Niacin (Vitamin B3)-Synthese. Antazida, das Antibiotikum Neomycin, der Säureblocker Cimetidin behindern die Aufnahme von Vitamin B12. Antiepileptika und Neuroleptika führen zu einem Mangel an Vitamin E. Corticoide (Cortison) hemmen die Vitamin D-Bildung.

Schließlich ist **Stress** ein Vitamin C-Räuber. Tiere wie die Maus, die im Darm selbst Vitamin C herstellen können, produzieren unter Stress oder bei Krankheit etwa die achtfache Menge an Vitamin C (275 mg statt 34 mg pro kg Körpergewicht pro Tag).

Folgen des Mikronährstoffmangels

Stadium 1 und 2
Der Organismus versucht zunächst, auf körpereigene Depots zurückzugreifen und die Ausscheidung von Mikronährstoffen über den Urin zu reduzieren.

Stadium 3
Es kommt es zu einer Aktivitätsabnahme der mikronährstoffabhängigen Enzyme. Dieses Stadium wird als **latenter Mangel** bezeichnet.

Stadium 4

Es ist gekennzeichnet durch unspezifische Symptome wie Erkältung, einge-schränkte körperliche und geistige Leistungsfähigkeit. Bei plötzlich erhöhter körperlicher Belastung (zum Beispiel Fieber, grippaler Infekt, Sport) kann der bisher latente Mangelzustand in einen klinisch **manifesten Mangel** ü-bergehen.

Stadium 5

Es kommt zu für den fehlenden Mikronährstoff charakteristischen **Mangel-symptomen,** die durch Substitution wieder korrigiert werden können.

Stadium 6

Schließlich treten **schwere irreversible Organschäden** auf, die im Fall von Vitamin A zu Erblindung und bei Vitamin C zu schweren Herzschädigungen führen.

Quellen

**Burgerstein L., Burgersteins Handbuch, Haug
Gröber U., Orthomolekulare Medizin, WVG**

2.2.7. Spätfolgen einer chronischen Übersäuerung

2.2.7.1. Übersäuerung und Verschlackung des Binde- und Stützgewebes

Das Binde- und Stützgewebe ist neben Muskelgewebe, Nervengewebe und Epithel eine der vier Grundgewebetypen des tierischen Körpers. Es gibt zum Beispiel lockeres und straffes Bindegewebe, Fettgewebe, Knorpel oder Knochen.

Das Binde- und Stützgewebe wird von ortsfesten Zellen, sogenannten Fibrozyten, die nicht dicht beisammen liegen, sondern zwischen sich einen oft großen Raum aufweisen, gebildet. Dieser dazwischenliegende Raum wird von einer Interzellularsubstanz, die je nach Bindegewebetyp sehr unterschiedlich ausfällt, ausgefüllt: von den Fasern des lockeren Bindegewebes bis zur mineralisierten Matrix des Knochens. **Die Interzellularsubstanz bestimmt weitgehend die Eigenschaften des Bindegewebetyps.** Zusätzlich befinden sich im Bindegewebe mobile Zellen, sogenannte Histiozyten, die größtenteils dem Abwehrsystem zuzuordnen sind.

Das **lockere kollagene Bindegewebe oder interstitielle Bindegewebe** füllt überall im Körper die Lücken, bildet das Stroma und stabilisiert die Wände der Organe, findet sich in Muskeln, Sehnen, unter dem Epithel der Schleimhäute und Drüsen, in und unter der Haut sowie um Nerven und Gefäßbahnnen. Es ist nicht nur Füllmaterial, sondern auch Wasserspeicher, Verschiebeschicht und Aufenthaltsraum für zahlreiche freie Zellen.

Das **straffe kollagene Bindegewebe** kommt in Muskelfaszien, Gelenk- und Organkapseln, in der Lederhaut der Dermis, in der harten Hirnhaut, auch in Sehnen und Bändern vor.

Das **elastische Bindegewebe** tritt zum Beispiel in den Bändern der Wirbelsäule, in den herznahen Arterien und in den Lungen auf.

Das **retikuläre (netzartige) Bindegewebe** kommt nur in den lymphatischen Organen (Lymphknoten, Milz) und im Knochenmark vor. Einzige Aufgabe dieses Gewebes ist es, Zellen des Immunsystems einen Aufenthaltsraum zu Verfügung zu stellen.

Unser Bindegewebe ist der größte zusammenhängende Organismus in unserem Körper. Es vernetzt sämtliche Organe, Haut, Schleimhäute, Muskeln, Bänder, Sehnen, Drüsen miteinander. Alle Endgefäße (Kapillare), Nervenzellen sowie Lymphgefäße enden nicht in der Zelle, sondern in der Zwischenzellflüssigkeit. **Über das Bindegewebe nehmen die Zellen die Nährstoffe, die Flüssigkeit und den Sauerstoff auf. Die Stoffwechselrückstände werden ebenfalls aus den Zellen über das Bindegewebe entsorgt und an das Lymphsystem weitergeleitet.** Die Lymphe zirkuliert, wenn wir atmen oder unsere Muskeln bewegen. Demnach ist das Bindegewebe ganz entscheidend an der Versorgung des Körpers mit Nährstoffen, sowie an der Ausscheidung von Schadstoffen beteiligt.

Wenn das Bindegewebe, das als Wasserspeicher und Filtersystem dient, vermehrt mit überschüssigen Säureschlacken, die unter anderem bei jeder Verbrennung anfallen, überflutet wird, hat es folgende Auswirkungen:

- **Der Wasserbindungs-Effekt des Bindegewebes wird aufgehoben.**
- **Die Elastizität und Flexibilität des Bindegewebes wird vermindert.**
- Der Filtrations-Effekt des Bindegewebes wird beeinträchtigt.
- **Die Zellen der Organe werden nicht mehr ausreichend mit Nährstoffen versorgt.**
- **Die Stoffwechsel-Endprodukte werden nicht mehr vollständig von den Zellen abtransportiert.**

Es kommt zu einer **Alterung des Bindegewebes,** auch der Gefäße, indem Kollageneiweiß durch das körpereigene Reparatureiweiß Fibrin ersetzt wird. **Mit fortschreitendem Alter und einhergehender Übersäuerung ist die Funktion des Bindegewebes durch die abgelagerten Schlacken zunehmend eingeschränkt.** Folgen sind schlaffe, faltige Haut, spröde Haare, bewegungseingeschränkte Gelenke und Krampfadern. **Nährstoffmangel und Selbstvergiftung führen schließlich zu den unterschiedlichsten Krankheiten.**

2.2.7.2. Entmineralisierung von Knochen, Knorpel und Zähnen

Der Knochen besteht aus der äußeren Substanzia compacta (Corticalis) und der inneren Substanzia spongiosa (Spongiosa), ein schwammartiges Gerüstwerk feiner Knochenbälkchen. Die Knochensubstanz besteht aus Knochenzellen (Osteozyten), welche in die Knochenmatrix eingebettet sind. Die Knochenzellen sind durch Zellfortsätze miteinander verbunden. Die Knochenmatrix setzt sich zu 10% aus Wasser, zu 20% aus organischem Material (zum Beispiel Kollagen) und zu 70% aus anorganischen Stoffen, vor allem aus Kalziumverbindungen wie Hydroxylapatit ($Ca_5(PO_4)_3(OH)$), zusammen. **Durch die Anreicherung von Hydroxylapatit wird der Knochen hart und stabil.**

99% des im Körper vorkommenden Kalziums (etwa 1 bis 1,5 kg) befinden sich in Knochen und Zähnen. Sie dienen als Kalziumspeicher für das Blut, das zum Beispiel wegen der Herzfunktionen einen konstanten Kalziumspiegel benötigt.

Durch die gleichzeitige Zufuhr von **Oxalsäure, Phytinsäure** (besonders in Getreide), **Phosphor und Ballaststoffe** wird die Kalziumaufnahme im Darm verringert. Ausgeschieden wird Kalzium über den Harn und über den Stuhl.

Die Kalziumausscheidung wird vermindert durch:
- ❖ basische Nahrungsmittel
- ❖ Östrogene und Pflanzenöstrogene (Phytoöstrogene)
- ❖ eine erhöhte Kaliumaufnahme
- ❖ Vitamin D.

Die Kalziumausscheidung wird erhöht durch:
- ❖ Säure bildende Nahrungsmittel
- ❖ Koffein und Alkohol
- ❖ eine erhöhte Aufnahme von Eiweiß, besonders tierisches Eiweiß
- ❖ phosphorhaltige Nahrungsmittel wie Käse
- ❖ eine erhöhte Natriumaufnahme.

Die Vermeidung von chronischer Übersäuerung der Gewebe funktioniert nur auf Kosten des Knochenmineralgehaltes, das heißt auf Kosten der alkalischen Knochensalze. **Eine Übersäuerung im zellulären Stoffwechsel hat folgende Auswirkungen:**

- **Eine Freisetzung von Kalzium aus dem Knochen.** Das freigesetzte Kalzium dient der Säurepufferung, der Neutralisation von anfallenden sauren Stoffwechselprodukten.
- **Durch die zelluläre Übersäuerung des Knochens wird die Aktivität der Knochen abbauenden Zellen (Osteoklasten) gesteigert und die der Knochen aufbauenden Zellen (Osteoblasten) gehemmt.**

Quellen

Kraske E. M., Säure-Basen-Balance, GU
Müller-Mees E., Sauer macht nicht lustig, Knaur
Treutwein N., Übersäuerung, Krank ohne Grund, Weltbild

3. Neues Verständnis und ursächliche Behandlung von Befindlichkeitsstörungen und Krankheiten

Wie bereits in Kapitel 1 erwähnt beschäftigt sich die Schulmedizin hauptsächlich mit Diagnostik und Therapien, nicht mit Vorbeugung (Prävention). Krankheitsursachen werden nicht oder nur sehr oberflächlich beachtet. Das Symptom, nicht die Ursache wird bekämpft. **Linderung oder Beseitigung von Symptomen hat oft wenig mit Heilung zu tun.** Da die Ursachen für die Beschwerden und Symptome nicht behoben sind, machen sie sich mit der Zeit an einem anderen Organ oder am selben Organ mit anderen Symptomen bemerkbar. Einen übersäuerten Magen kann man zwar mit Säuren hemmenden Medikamenten beruhigen, die Ursachen, etwa eine generelle Übersäuerung des Organismus, bleiben jedoch bestehen. Deshalb macht sich die chronische Übersäuerung mit anderen Symptomen, etwa Verdauungsstörungen, bemerkbar.

Besonders tragisch ist es, dass viele chemische Medikamente zwar die Beschwerden verringern, jedoch gleichzeitig die Ursachen der Störung verstärken. Eine Chronifizierung der Erkrankung und das gleichzeitige Bestehen verschiedener Erkrankungen (Multimorbidität) sind unweigerliche Konsequenzen.

Die Folgen der Übersäuerung, Daueraktivierung des Sympathikus, der Schädigung der Darmflora, des erhöhten Blutinsulinspiegels, eines überaktiven Fettgewebes, des Vitalstoffmangels, der Schädigung des Bindegewebes und der Entkalkung von Knochen, Knorpel und Zähnen sind vielfältig:

- **Psychovegetative Störungen**
  Müdigkeit, Schlafstörungen, Antriebsschwäche, Reizbarkeit, depressive Verstimmungen, Ängste, Muskelverspannungen, Kopfschmerzen, Schmerzsyndrome, Konzentrationsstörungen, erhöhte Blutdruckwerte, Kreislaufprobleme, Unfruchtbarkeit, Fehlgeburten.

- **Verdauungsstörungen**
  Sodbrennen, Verstopfung, Durchfall, Blähungen, Mundgeruch, Pilzinfektionen, Gallen- und Nierensteine.

- **Fehlfunktionen des Immunsystems und vermehrte Entzündungsneigung**
  Infektanfälligkeit (Rhinitis, Bronchitis, Nebenhöhlenentzündung, Gastritis, Blasen- und Nierenbeckenentzündungen), Allergien (Endogenes Ekzem, Heuschnupfen, Allergisches Asthma bronchiale), Akne.

- **Durchblutungsstörungen**
  Haarausfall, Nagelmykose, Hörsturz, Tinnitus, Thromboseneigung.

- **Mangelsyndrome**
  Schilddrüsenunterfunktion, Eisenmangelanämie

- **Metabolisches Syndrom:**
  Fettleibigkeit, Bluthochdruck, kombinierte Fettstoffwechselstörung, Diabetes mellitus Typ II.

- ## Autoimmunerkrankungen
  Verdauung und Stoffwechsel
  Zöliakie, chronische Immungastritis, Morbus Crohn, Colitis ulcerosa, Autoimmune Hepatitis, primäre biliäre Zirrhose, Diabetes mellitus Typ I.
  Haut
  Vitiligo, Psoriasis, Alopezia areata, Sklerodermie, Pemphigus, Lichen sclerosus.
  Rheumatischer Formenkreis
  PCP, Weichteilrheuma, Morbus Bechterew, Lupus Erythematodes, Fibromyalgie, Juvenile rheumatische Arthritis, Rheumatisches Fieber, Polymyalgia Rheumatica, Borrelien-Arthritis.
  Blut und Gefäße
  Hämolytische Anämie, perniziöse Anämie, Morbus Werlhof, Arteriitis Temporalis, Polyarthritis nodosa, Vaskulitis, Morbus Meniere.
  Hormondrüsen
  Morbus Basedow, Hashimoto Thyreoiditis, Morbus Addison,

Herz, Lunge, Niere
Autoimmune Kardiomyopathie, Pulmonale Fibrose, Sarkoidose, Glomerulonephritis.
Muskel
Myastenia gravis, Polymyositis.
Nervensystem
Multiple Sklerose, Polyneuropathie, Guillain-Barre-Syndrom.
Sonstiges
Plötzlicher Kindstod.

- **Arteriosklerose und Folgeerkrankungen**
  Koronare Herzkrankheit (KHK), Transitorisch ischämische Attacke (TIA), Herzinfarkt, Schlaganfall, Arterielle Verschlusskrankheit (AVK).

- **Vermehrtes Zellwachstum und Krebserkrankungen**
  Kinder erkranken häufig an Leukämie oder an Hirntumoren. Im höheren Alter überwiegen zahlenmäßig Tumore der Brust, Lunge, des Darms und der Prostata.

- **Schäden des Bindegewebes und degenerative Erkrankungen**
  Hautalterung, Bindegewebsschwäche, Cellulitis, Parodontose, Karies, Wirbelsäulenschäden, Bandscheibenschaden, Sehnenscheidenentzündung, Arthrose, Osteoporose, spontane Knochenbrüche, Grauer Star, Epilepsie, Morbus Alzheimer, Parkinson-Syndrom

- **Organversagen**
  Herzinsuffizienz, Niereninsuffizienz, Leberzirrhose, Lungenfibrose

- **Psychische Erkrankungen**
  Aufmerksamkeitsdefizit-Hyperaktivitäts-Syndrom (ADHS), Autismus, Depressionen, Schizophrenie.

3.1. Psychovegetative Störungen

3.1.1. Schlafstörungen, Müdigkeit, Antriebsschwäche, Reizbarkeit, depressive Verstimmungen, Ängste, Konzentrationsstörungen

Definition und Häufigkeit

Bei den Schlafstörungen unterscheidet man Ein- und Durchschlafstörungen sowie morgendliches Früherwachen. Einschlafstörungen können durch den Genuss von Aufputschmitteln wie Koffein und Nikotin oder weil man durch Sorgen, Grübeln oder Schuldgefühle nicht zur Ruhe kommt, entstehen. Durchschlafstörungen sind häufig mit körperlichen Beeinträchtigungen wie Fieber, Schmerzen oder nächtlichem Wasserlassen verbunden. Morgendliches Früherwachen steht oft im Zusammenhang mit Albträumen, Angstzuständen und schweren Depressionen. Nicht alle Menschen benötigen gleichviel Schlaf. Manche brauchen neun bis zehn Stunden Schlaf, während andere nur sechs Stunden benötigen. Wichtig ist, dass man morgens erfrischt aufwacht und tagsüber ausgeruht ist. **25 bis 30% aller Erwachsenen leiden unter Schlafstörungen, besonders die über 65-Jährigen.**

Wer mehrere Nächte nicht ausreichend schläft, ist tagsüber müde und antriebsschwach. Mit größeren Mengen Kaffee, der wiederum die Schlafstörungen verstärken kann, versucht der Müde oft sich wach zu halten. Die körperliche und psychische Belastbarkeit sind zunehmend eingeschränkt. Das Leistungsvermögen lässt, auch wegen der nachlassenden Konzentrationsfähigkeit, nach. Es kommt deshalb eventuell zu Hause und am Arbeitsplatz zu Konflikten. Vermehrte Reizbarkeit, Stimmungsschwankungen, depressive Verstimmungen und konkrete oder diffuse Ängste können die Folge sein. Die zwischenmenschlichen Beziehungen werden durch die Umstände mehr und mehr belastet.

Ursachen

1. <u>Ruhelosigkeit und vermehrte Noradrenalin-Synthese im Gehirn bei Daueraktivierung des Sympathischen Ner vensystems</u>

Da das Gleichgewicht zwischen aktivierendem (Sympathikus) und beruhigendem (Parasympathikus) Nervensystem gestört ist, kommt die betroffene Person nicht mehr zur Ruhe. Der Schlaf bleibt aus oder wird verkürzt und oberflächlich. Eine vermehrte Noradrenalin-Synthese im Gehirn führt zu einer Störung der psychischen Befindlichkeit.

2. <u>Blutzuckerschwankungen mit Hypoglykämien</u>

Schnelle Kohlenhydrate wie Haushaltszucker und Stärkeprodukte und ein ständig erhöhter Blutinsulinspiegel führen zu starken Schwankungen des Blutzuckers und zu immer wieder auftretendem Unterzucker (Hypoglykämie). Wenn der Blutzuckerspiegel auf etwa 75 mg/dl absinkt, fehlt Nerven- und Gehirnzellen ihre Dauerenergieversorgung. Folgen einer Unterzuckerung können Angstgefühle, Reizbarkeit, Stimmungsschwankungen, Müdigkeit, Kopfschmerzen, Migräne, geistige Verwirrung und Epileptische Anfälle sein. Zu wenig Blutzucker behindert das Gedächtnis ebenso wie zu viel Blutzucker.

3. <u>Mangel an Mikronährstoffen</u>

Vitaminmangel
Die neurotropen B-Vitamine (B1, B2, B3, B6, B12, Folsäure, Pantothensäure und Biotin) sind vor allem für den Nerven- Gehirn- und Energiestoffwechsel verantwortlich. Ohne ausreichend B-Vitamine läuft die Herstellung von Botenstoffen für Gehirn und Nervensystem (Serotonin, Dopamin, Acetylcholin) auf Sparflamme. **Ein Mangel an B-Vitaminen macht schlapp und müde. Weitere Folgen sind Reizbarkeit, Unruhe und Missstimmung.**
Vitamin B1 kann den Abbau von Acetylcholin verlangsamen und ist selbst an der Übermittlung von Nervenimpulsen beteiligt. Es verbessert deshalb die

Lernfähigkeit, das Gedächtnis und die Konzentration. Bei einem länger andauernden Mangel an Vitamin B1 und Cholin sterben im Gehirn ganze Areale ab, da die feuchtölige Schutzschicht der Nerven austrocknet. Besonders Kinder haben häufig, da sie nicht genügend Vollkornprodukte essen, Vitamin B1-Mangel. **Auch 30% der Patienten mit psychischen Erkrankungen leiden an Vitamin B1-Mangel.**

Der Körper kann aus 60 mg Tryptophan 1 mg **Vitamin B3** herstellen. Je mehr Tryptophan für die Vitamin B3-Produktion verwendet wird, desto weniger Serotonin und Melatonin werden gebildet. Folgen sind Schlafstörungen, Unruhe, Depressivität, Angst und Migräne. Um Tryptophan überhaupt in Serotonin oder Melatonin umwandeln zu können, braucht man ausreichende Mengen an **Vitamin B6. Bei Stress werden Tryptophan und Vitamin B6 in der Leber zerstört.** Deshalb sinkt der Serotoninspiegel im Gehirn. Vitamin B6 ist auch maßgeblich an der Produktion von Dopamin und Noradrenalin beteiligt.

Folsäuremangel führt zu Müdigkeit und Depressionen, da Folsäure an der Produktion der Neurotransmitter beteiligt ist. **Ein Viertel aller depressiven Menschen, besonders Altersdepressive, leiden unter Folsäuremangel.**

An der Bildung der feucht-öligen Schicht der Nervenzellen (Myelin) ist auch **Vitamin B12** beteiligt. Bei Vitamin B12-Mangel treten Störungen im Nervensystem und psychische Probleme auf. Die Psycho-Vitamine B1, B6, B12 und Folsäure arbeiten eng zusammen.

Vitamin E schützt die ölige Schicht der Nerven- und Gehirnzellen vor der Oxidation durch Freie Radikale. Die antioxidativen **Vitamine C** und E arbeiten als Abfangsystem ständig zusammen. Vitamin C schützt die Mitochondrienmembran der Nervenzellen. Es ist auch notwendig für die Produktion von Noradrenalin und Serotonin. **Vitamin C-Mangel führt zu Antriebslosigkeit, Depressionen und Reizbarkeit.**

Ein Mangel an **Pangamsäure (Vitamin B15)** führt zu einer verminderten Sauerstoffversorgung der Nervenzellen im Gehirn.

Mineralien- und Spurenelementemangel

Mineralien und Spurenelemente, wie zum Beispiel **Zink** oder **Selen,** haben ebenfalls vielfältige Aufgaben im Kampf gegen Freie Radikale und gegen Schwermetalle. Ohne ausreichend **Mangan,** Zink und Selen kommt es zu einer Anreicherung von Schwermetallen im Körper.

Magnesium ist das Salz der inneren Ruhe, macht widerstandsfähig gegen Stress. Stress frisst andererseits Magnesium weg. Kochsalz, Fett und Phosphor (Cola, Wurst, Käse) vermindern die Magnesiumaufnahme. Auch deshalb sind viele Jugendliche zappelig und nervös. Ebenso scheidet Alkohol Magnesium aus. Kaliummangel ist oft mit Stimmungsschwankungen und Müdigkeit verbunden, da wegen mangelnder Mobilisierung der Glykogenreserven der Blutzuckerspiegel absinkt.

Bei **Jodmangel** entsteht eine Unterfunktion der Schilddrüse (Hypothyreose), da die Schilddrüsenhormone (T3, T4) für ihre Bildung ausreichend Jod benötigen. **Bereits bei geringfügigem Mangel an Schilddrüsenhormonen kann es zu Antriebslosigkeit, Depressionen, Erschöpfung, Konzentrations- und Merkfähigkeitsstörungen kommen.** Die Schilddrüsenhormone werden im Gehirn erst durch Selen aktiviert.

Mangel an Omega 3 – Fettsäuren im Gehirn

Im Gehirn ist das Verhältnis Omega 6-Fettsäuren zu Omega 3-Fettsäuren im idealen Fall eins zu eins. Omega 3-Fettsäuren machen die Zellmembranen geschmeidig und verbessern den Informationsaustausch zwischen den Zellen. **Wenn DHA, eine langkettige Omega 3- Fettsäure, in die Gehirnzellen vermehrt eingebaut wird, - das Gehirn kann aus bis zu 30% DHA-Fett bestehen - nimmt die Leitfähigkeit des Gehirns zu.** Dadurch werden die Lern- und Konzentrationsfähigkeit sowie das psychische Wohlbefinden gesteigert. Hyperaktivität, Aggressivität und Lernschwierigkeiten können gebessert werden.

Auch Depressionen treten seltener auf, da DHA Gene aktiviert, die die Serotoninproduktion anregen. **In Gesellschaften, in denen viel Omega 3-Fettsäure-haltiger Fisch gegessen wird, leiden weit weniger Menschen unter Depressionen, als in solchen, deren Ernährung von Omega 6-Fettsäuren dominiert wird.** Ebenso vermindert Alkohol DHA im Gehirn. Wohl auch deshalb leiden 40 bis 50% der Alkoholkranken unter Depressionen.

Es ist inzwischen nachgewiesen, dass Kinder von Müttern, die während der Schwangerschaft und Stillzeit ausreichend Omega 3-Fette zu sich nehmen, intelligenter werden als Kinder von Müttern, die zu diesen Zeiten keine ausreichende Menge dieses Fettes gegessen haben.

Omega 3-Fettsäuren haben folgende positive Auswirkungen auf das Gehirn:

- Eindämmung von Freien Radikalen
- Eindämmung von Entzündungen
- Modifikation des Verhaltens von Neurotransmittern
- Bessere Leitfähigkeit der Gehirnzellen und Verbesserung ihrer Rezeptoren.

Wenn nicht genügend Omega 3-Fette über die Nahrung zugeführt werden bzw. zu viele gesättigte und gehärtete Fette im Blut vorhanden sind, werden die schlecht leitenden gehärteten und gesättigten Fette ersatzweise in die Zellhüllen eingebaut. Auch das Gehirn kann durch gesättigte Fettsäuren verfetten. Der Nährboden für neurodegenerative Erkrankungen ist damit geschaffen.

Niemand kann neue Synapsen, Dendriten oder Rezeptoren bilden, die das Potenzial des Gehirns vergrößern, ohne eine gute Versorgung mit DHA-Omega-3-Fettsäuren. Selbst bei einem reichlichen Vorrat an Neurotransmittern kommt die Botschaft nicht durch, wenn die Rezeptoren nicht richtig funktionieren. Ein Rezeptor, der in einer Zellmembran voller steifer Fette feststeckt, ist ein stummer Rezeptor.

Ein hoher Gehalt von DHA im Blut führt zu einem höheren Serotoninspiegel im Gehirn. **Die Zusammensetzung der Fette, die man zu sich nimmt, verändert die Feinstruktur der Gehirnzellen.** DHA erhöht die Versorgung mit Acetylcholin. Es ist für den Körper fast unmöglich, genug DHA selbst herzustellen. **Zuviel Omega 6-Fettsäuren können DHA zerstören.**

Fisch ist eine wahre Gehirnnahrung, enthält auch Selen als Antioxidans. Lachs enthält 0,8 g, Thunfisch 0,9 g und Hering 1,0 g DHA pro 100 g Fisch. Japaner essen 70 kg Fisch pro Kopf jährlich, ihre Depressionsrate beträgt 0,12%. Amerikaner verzehren 25 kg Fisch pro Kopf jährlich bei einer Depressionsrate von 3%. Neuseeländer haben eine Depressionsrate von 5,8% bei einem jährlichen Fischkonsum von 13 kg pro Kopf. **Es ist beeindruckend zu sehen, dass unter allen Menschen weltweit, bei denen Fisch knapp ist, die höchste Rate von Depressionen und Herzerkrankungen zu finden ist.**

In Blutproben von Depressionspatienten findet man häufig weniger Omega 3-Fettsäuren in den Blutkörperchen, wobei der Mangel von Omega 3-Fettsäuren mit der Schwere der Depression in Korrelation steht. **Ältere Menschen verlieren die Fähigkeit, DHA zu synthetisieren.**

4. Schädliche Milchinhaltsstoffe

Auch durch **Kasomorphine** und das Hormon **Oxytozin** in der Milch entsteht Müdigkeit. Das Milchhormon **Cholecystokinin** ist auch ein Neurotransmitter und spielt eine Rolle bei der Entstehung von Angst und Panik.

5. Bewegungsmangel

Der Mangel an Bewegung führt zu einer verminderten Durchblutung und Sauerstoffversorgung des Gehirns. Gleichzeitig werden weniger Endorphine, die beruhigende Wirkung auf das Nervensystem haben, ausgeschüttet.

Therapie

Symptomatische Behandlung
Weitverbreitet ist die Angewohnheit, besonders Einschlafstörungen mit Alkohol zu bekämpfen. Meistens Bier oder Wein sollen helfen, in den Schlaf zu kommen. Alkohol hat zwar dosisabhängig sedierende Wirkung, verstärkt jedoch auf Dauer die Ursachen der Schlaflosigkeit erheblich. **Zum einen wird durch die Säurenerzeugung des Alkohols das Sympathische Nervensystem zusätzlich aktiviert, zum anderen ist Alkohol ein Räuber von Mikronährstoffen, besonders von B-Vitaminen.**
Auch Schlafmittel verstärken eher die Ursachen der psychovegetativen Störungen.

Vorbeugung und ursächliche Behandlung
Ziele:
- Wiederherstellung der Dominanz des Parasympathischen Nervensystems in Ruhe
- Blutzuckerschwankungen vermeiden
- Ausreichende Zufuhr von Mikronährstoffen

Maßnahmen:
- ❖ **Deutliche Einschränkung des Zucker- und Weißmehlkonsums**
- ❖ **Milchprodukte meiden**
- ❖ **Reichlicher Verzehr von Obst, Gemüse, Nüssen und Vollkornprodukten** (kein Weizenvollkorn)
- ❖ Stressabbau
- ❖ Rauchen aufgeben, Alkohol- und Kaffeekonsum einschränken
- ❖ Regelmäßiger Verzehr von Fisch, Raps- und Leinöl, evtl. Fischölkapseln

❖ Moderate Ausdauerbewegung
Täglich sollten mindestens 4 km durch zügiges Gehen oder 10 km durch Radfahren zurückgelegt werden. Ein Abendspaziergang kann müde machen und den Schlaf fördern.

3.1.2. Muskelverspannungen, Kopfschmerzen, Kreislaufprobleme, Ödeme

<u>Definition und Häufigkeit</u>
Auch schon junge Menschen leiden heutzutage an Muskelverspannungen besonders im Bereich der Wirbelsäule. Häufiges Sitzen am Schreibtisch oder Computer führt zu Verspannungen bevorzugt im Nacken und in der Lendenwirbelsäule. Verspannungen und Überanstrengung der Augen können Kopfschmerzen auslösen. Das viele Sitzen und der Bewegungsmangel fördern zusätzlich Kreislaufprobleme oft mit Schwarzwerden vor den Augen nach schnellem Aufstehen und das Auftreten von Wasseransammlung im Gewebe (Ödeme) besonders in den Beinen. **Muskelverspannungen, häufige Kopfschmerzen und Kreislaufprobleme können auch Begleiterscheinungen von psychischen Krankheiten sein.** Sie werden dann als Psychosomatische Beschwerden bezeichnet.

Ursachen

Muskelverspannungen entstehen durch
- Vermehrte Muskelanspannung und Verkrampfungen besonders der Nacken- und Rückenmuskulatur bei **Daueraktivierung des Sympathikus.**
- **Ablagerung von Säuren,** die zu Verhärtungen der Muskulatur, besonders in wenig gebrauchten Muskel, beitragen bei chronischer Übersäuerung des Organismus.

Kopfschmerzen und Migräne entstehen durch

- **Blutzuckerschwankungen,** die durch den Verzehr von schnellen Kohlenhydraten und durch Hyperinsulinämie ausgelöst werden.
- die **Milchenzyme Thyramin und Histamin** und durch Milchzuckerkonsum bei **Laktoseintoleranz.**
- **Nitrite** in Wurstwaren.
- **Mangel an Amygdalin** (Vitamin B17). Ein Abbauprodukt von Amygdalin, die schmerzstillende Benzoesäure, dämpft Schmerzen.
- **Mangel an** Mikronährstoffen wie **Vitamin B1, B12**

Kreislaufprobleme entstehen durch

- **Kasokinine der Milchprodukte,** die den medikamentösen ACE-Hemmern (Blutdruckmittel) ähnlich sind. Sie senken den Blutdruck und können deshalb zu Kreislaufproblemen führen.

Ödeme entstehen durch

- Verminderte Natrium- und Wasserausscheidung über Aldosteron bei **Daueraktivierung des Sympathikus.**
- Wassereinlagerung in das Gewebe bei **Natriumüberschuss**
- **Mangel an** Mikronährstoffen wie **Kalium.**

Therapie

Vorbeugung und ursächliche Behandlung
Ziele:

- Gleichgewicht zwischen Sympathikus und Parasympathikus wiederherstellen
- Entsäuerung des Organismus
- Blutzuckerschwankungen vermeiden.

Maßnahmen:

- ❖ **Milchprodukte und Wurstwaren meiden**
- ❖ **Zucker- und Kochsalzkonsum deutlich einschränken**
- ❖ Reichlicher Verzehr von Obst und Gemüse

❖ Ausreichender Verzehr von Vitamin B17-reichen Lebensmitteln (Beeren, Leinsamen, Hülsenfrüchte, Hirse, Walnüsse, bittere Aprikosenkerne)
❖ Regelmäßige Ausdauerbewegung
❖ Stressabbau.

3.2. Psychische Erkrankungen

3.2.1. Aufmerksamkeitsdefizit-Hyperaktivitätssyndrom (ADHS)

Definition und Häufigkeit

ADHS beginnt bereits im Kindesalter und ist eine psychische Störung, die durch die Unfähigkeit, sich über längere Zeit hinweg auf etwas zu konzentrieren, Ruhelosigkeit und Ablenkbarkeit gekennzeichnet ist.
In Deutschland leiden etwa 5% der Kinder an ADHS. In den USA (10%) gehört ADHS zum Alltag wie Burger King und Mc Donalds. In Israel sollen sogar 20% der Kinder betroffen sein. Bei Jungen wird die Störung deutlich häufiger diagnostiziert als bei Mädchen. **ADHS-Kinder leiden als Erwachsene oft an Depressionen, Sucht- und Angsterkrankungen.**

Ursachen

1. Hypoglykämien
Fehlendes Frühstück oder **übermäßiger Zuckerkonsum** können zu starken Blutzuckerschwankungen und Unterzuckerung führen. Konzentrationsstörungen und Unruhe sind die Folge.

2. Schädliche Milchbestandteile
Kasomorphine der Milch üben sowohl dämpfende als auch erregende Wirkungen auf das Zentralnervensystem aus. Der Verzehr von **Milchzucker** bei Milchzuckerunverträglichkeit und von **schwerverdaulichen Milcheiweißen** verursacht eine verminderte Aufnahme der B-Vitamine im Darm. Bei Vitamin B1-Mangel ist das Konzentrationsvermögen eingeschränkt, Vitamin B3-Mangel hat eine allgemeine Unruhe zur Folge. Auch **Weizeneiweiße** können die Aufnahme von Vitaminen aus dem Darm beeinträchtigen.

3. Ein Mangel an der Omega 3-Fettsäure DHA im Gehirn
Werden bei Mangel an DHA ersatzweise **Omega 6-Fettsäuren** oder **gehärtete Fette** in die Gehirnzellen eingebaut, kommt es zur Abnahme der Konzentrations- und Lernfähigkeit. Gleichzeitig treten vermehrt Unruhe und depressive Verstimmungszustände auf. Hyperaktive Kinder haben häufig niedrige DHA-Spiegel im Blut. Werden sie mit Alpha-Linolensäure und

DHA behandelt, nehmen auch ohne Ritalin Hyperaktivität, Aggressionen, Stimmungsschwankungen und Lernschwierigkeiten häufig innerhalb weniger Monate ab.

4. Dominanz des Sympathikus in Ruhe bei Übersäuerung, Bewegungsmangel und Tabakkonsum

Chronisch erhöhte Konzentrationen von Kortisol im Gehirn beeinträchtigen das Konzentrationsvermögen und die Gedächtnisleistungen. Eine vermehrte Noradrenalin-Synthese im Gehirn führt zu Unruhe und Anspannung.

Therapie

Symptomatische Behandlung

Zur Behandlung des ADHS wird meistens **Ritalin,** ein Amphetamin, das die Wiederaufnahme von Dopamin und Noradrenalin hemmt, verschrieben. **Es ist ein Aufputschmittel, das unter das Betäubungsmittelgesetz fällt.** Bei hyperaktiven Kindern hat es eine paradoxe Wirkung, lindert Unruhe, stellt ruhig. Die Wirkung hält aber nur 3 bis 5 Stunden an. Obwohl wir über langfristige Nebenwirkungen noch gar nichts wissen, **evtl. fördert Ritalin das Parkinson-Syndrom,** ist die Zahl der Verschreibungen in den letzten Jahren in Deutschland um das 15-Fache angestiegen. Manche Kinderarztpraxen scheinen sich hauptsächlich durch Ritalin-Verschreibungen zu finanzieren.

Vorbeugung und ursächliche Behandlung
Ziele:
- Blutzuckerschwankungen vermeiden
- Ausreichende Zufuhr von Mikronährstoffen
- Überwiegen des Parasympathikus in Ruhe

Maßnahmen:
- ❖ **Konsum von Zucker und Weißmehlprodukten stark einschränken, keine zuckerhaltigen Getränke**
  Speisen können anstatt mit Zucker auch mit Honig oder Trockenfrüchten gesüßt werden. Inzwischen wird in den Naturkostläden Marmelade angeboten, die nur mit Fruchtzucker,

zum Beispiel mit Apfel- oder Birnendicksaft, gesüßt wird. Wenn man nur noch wenig Haushaltzucker konsumiert, sinkt die Süßschwelle, das heißt, man empfindet leicht gesüßte Lebensmittel als ausreichend süß.

❖ **Milchprodukte, Wurstwaren und Vollkornweizen meiden**

Besonders nicht hocherhitzte Milchprodukte wie Frischmilch und Käse enthalten große Mengen an Kasomorphinen

❖ **Ausreichender Verzehr von Omega 3-Fettsäuren**

Fetter Fisch, Blattgemüse, Raps- und Leinöl sind gute Quellen von Omega 3-Fettsäuren. Nüsse (30 g täglich) enthalten ebenfalls Omega 3-Fettsäuren und wichtige B-Vitamine. Nahrungsmittel, die reich an Omega 6-Fettsäuren sind, wie Sonnenblumen- oder Distelöl, sollten nicht konsumiert werden. Auch nur wenig Fleisch und Eier, die viel Arachidonsäure enthalten.

❖ Fertiggerichte und Fabrikbackwaren meiden

❖ Ausreichender Verzehr von Obst und Gemüse

❖ Regelmäßige Ausdauerbewegung

❖ Rauchen aufgeben, möglichst kein Alkohol

❖ Substitution von Mikronährstoffen

Die regelmäßige Einnahme von Vitamin C, Zink und Selen entgiften den Körper von Schwermetallen. Als Ersatz für fetten Fisch können auch Fischölkapseln (3 x 1g täglich) eingenommen werden.

3.2.2. Schwere Depressionen, Autismus und Schizophrenie

<u>Definition und Häufigkeit</u>

Depressionen

Eine Depression ist eine Erkrankung, die mit Niedergeschlagenheit sowie körperlichen und psychischen Störungen einhergeht. Typisch für eine Depression ist die Symptomen-Trias:

- **Schuldgefühle gegenüber der Vergangenheit**
- **Schwermut in der Gegenwart**
- **Angst vor der Zukunft.**

Von 4 Millionen (5%) depressiven Menschen in Deutschland werden 800000 nicht behandelt. Schwerwiegende Folge von Depressionen ist der Selbstmord (Suizid). Alle 45 Minuten gibt es in Deutschland ein Suizid, alle 3 Minuten ein Suizidversuch. Das sind 11 000 Todesfälle im Jahr. **Selbstmord ist bei den unter 40-Jährigen die zweithäufigste Todesursache.**

Autismus

Als frühkindlicher Autismus wird eine tiefgreifende Entwicklungsstörung mit **erheblicher Beeinträchtigung der sozialen Interaktion** (mangelnder Blickkontakt, keine Gefühle zeigen), **der Kommunikation** (mangelndes Sprachvermögen, mangelnde Fähigkeit, Gespräche zu führen) und mit **beschränkten, stereotypen Verhaltensweisen, Interessen und Aktivitäten** bezeichnet. Die Störung sollte vor dem 3. Lebensjahr beginnen.
Im Urin autistischer Kinder konnten unnatürlich hohe Konzentrationen von Kasomorphinen und Gluteomorphinen gefunden werden. Werden Ratten mit dem **Milcheiweiß Beta-Kasomorphin-7** gefüttert, führt es bei ihnen zu Verhaltensauffälligkeiten wie bei autistischen Kindern. Das Beta-Kasomorphin-7 konnte bei den Ratten in 32 verschiedenen Gehirnzentren gefunden werden.
Die Zahl der Autismus-Fälle scheint in den vergangenen Jahrzehnten ständig zu steigen.

Schizophrenie

Unter einer Schizophrenie versteht man eine psychische Störung mit erheblichem Realitätsverlust. Der Betroffene kann nicht mehr zwischen seinen Fantasien und der Realität unterscheiden. **Typische Symptome sind ein allge-**

meines Misstrauen, eine Unordnung im Denken (Zerfahrenheit), **unangemessene Gefühlsäußerungen** (inadäquater Affekt), **Verfolgungs-, Beziehungs- und Beeinträchtigungsgedanken** (Wahn) **sowie die Wahrnehmung von Sinnesreizen, die nicht wirklich existieren** (Halluzinationen). **Unter der schulmedizinischen Behandlung, vor allem mit Neuroleptika, nehmen 75% der Erkrankungen einen chronischen Verlauf mit dauerhafter Einschränkung der Teilhabe am sozialen Leben.**

In einer Untersuchung an Schizophrenie erkrankten Menschen konnten bei 86% IgA-Antikörper gegen Gluten und bei 67% gegen Kaseine sowie IgG-Antikörper bei 86% gegen Gluten und bei 93% gegen Kaseine gefunden werden. Auch Eiweißspaltprodukte (Kasomorphine, Gluteomorphine), die bei unvollständiger Verdauung der Eiweiße entstehen, spielen wohl eine wichtige Rolle bei der Entstehung von Depressionen, Autismus und Schizophrenie. **Diese Peptide (Exorphine) können im Gehirn die Reizweiterleitung stören und sich mit körpereigenen Enzymen verbinden und diese deaktivieren.** Es findet eine langsam fortschreitende Vergiftung statt. **Es sind wohl Störungen im Verdauungstrakt für den unzureichenden Abbau der Milch- und Getreideproteine verantwortlich. Bei einigen Personen werden die Kasomorphine nicht abgebaut, sondern sammeln sich an und können zu Peptidvergiftungen führen.** Die Ansammlung von Kasomorphinen wird besonders häufig bei Patienten mit ADHS, Autismus, Schizophrenie, chronischer Ermüdung, Fibromyalgie, Depressionen und plötzlichem Kindstod berichtet. Die Gliadorphinstruktur ist den Kasomorphinen sehr ähnlich.

Etwa 1% der Bevölkerung erkrankt in Deutschland einmal im Leben an einer Schizophrenie. Die Erkrankungswahrscheinlichkeit beträgt bei Geschwistern 8 bis 10%, bei zweieiigen Zwillingen 21% und bei eineiigen Zwillingen 45%. Die Schizophrenie tritt häufiger bei Menschen auf, die in Großstädten wohnen.

Epidemiologie

Japaner, die viel Fisch essen, haben 20-mal seltener Depressionen wie US-Amerikaner. Die ebenfalls fast täglich Fisch essenden Eskimos werden trotz des fehlenden Sonnenlichts so gut wie nie depressiv.

Ursachen

Siehe 3.1.1.
Ein **Vitamin B12-Mangel im Gehirn** vermag Psychosen, Depressionen oder Manie zu verursachen, auch wenn der Vitamin B12-Spiegel im Blut normal ist und keine Anämie vorliegt. Auch **Vitamin B3-Mangel** kann Halluzinationen und Verwirrtheit auslösen. Ebenso sind **Zink- und Manganmangel** oft mit Depressionen und schizophrenen Symptomen verbunden, da die Freisetzung von Substanzen der Gehirnbotenstoffe von Zink und Mangan mitbestimmt wird. Bei **DHA-Mangel** ist die Versorgung des Gehirns mit Acetylcholin vermindert.

Therapie

Symptomatische Behandlung
Man geht heute davon aus, dass bei schweren Depressionen, Autismus und bei der Schizophrenie ein Ungleichgewicht zwischen den Botenstoffen im Gehirn eine wichtige Rolle spielt. Der Schizophrenie soll besonders eine Störung im Dopaminstoffwechsel zugrunde liegen.
Psychopharmaka wechselwirken mit Nährstoffen, bekämpfen zwar die Symptome, verstärken jedoch die Ursachen der Erkrankungen. Durch Antidepressiva kommt es zu Vitamin B2-Mangel. Diazepam (Valium) beeinträchtigt die Niacin-Synthese. **Neuroleptika führen zu einer verminderten Thiamin (Vitamin B1) -Resorption und zu einer erhöhten Thiamin-Ausscheidung.** Außerdem fördern sie einen Mangel an Vitamin E. Besonders Antidepressiva aktivieren das Sympathische Nervensystem.

Vorbeugung und ursächliche Behandlung
Ziele:
- Wiederherstellung der Dominanz des Parasympathischen Nervensystems in Ruhe
- Ausreichende Zufuhr von Mikronährstoffen
- Ausreichender Anteil von Omega 3-Fettsäuren im Gehirn
- Vermeidung von Kasomorphinen und Gluteomorphinen.

Maßnahmen:

- ❖ **2 bis 3 Fischmahlzeiten pro Woche, nur Raps-, Oliven- und Leinöl verwenden**
- ❖ **Keine Milchprodukte, Fleisch- und Wurstwaren**
- ❖ **Zuckerkonsum deutlich einschränken**
- ❖ **Reichlicher Verzehr von Obst, Gemüse, Nüssen und Vollkornprodukten** (kein Weizenvollkorn)
- ❖ Regelmäßige, moderate Ausdauerbewegung
Täglich sollten mindestens 4 km durch zügiges Gehen oder 10 km durch Radfahren zurückgelegt werden.
- ❖ Stressabbau
Reduktion von Stressquellen, Entspannungsmethoden
- ❖ Tabak- und Alkoholkonsum einstellen, maximal 2 Tassen Kaffee täglich.
- ❖ **Substitution von Mikronährstoffen**
  - 6 - 10g Fischöl täglich über 6 Wochen kann nachweislich schizophrene Symptome bessern
  - Hochdosierte Gabe von Vitamin B3 (Niacin), B6 und Vitamin C
  - Durch Vitamin E (400 – 800 mg pro Tag) kommt es zu einer signifikanten Reduktion von Spätdyskinesien, wenn die Therapie mit Neuroleptika seit fünf oder weniger Jahren besteht.

3.2.3. Der chronisch psychisch Kranke im Teufelskreis der Risiko-faktoren und der Krankheitsursachen

Wie bereits oben erwähnt, nehmen schizophrene Erkrankungen unter klassischer Behandlung mit Psychopharmaka, Sozial- und Arbeitstherapie in 75% der Fälle einen chronischen Verlauf. **Bei zwei Dritteln der chronisch Kranken entwickelt sich ein reines, bei einem Drittel ein gemischtes Residualsyndrom.** Beim **reinen Residualsyndrom** sind nur noch Minussymptome wie Antriebsminderung, Konzentrationsstörungen, mangelndes Zeigen von Gefühlen, sozialer Rückzug, Gleichgültigkeit und eingeschränkte Kritikfähigkeit feststellbar. Beim **gemischten Residualsyndrom** bestehen zusätzlich immer wieder auch produktive Symptome wie Denkzerfahrenheit, Wahn und Halluzinationen.

Frustessen, Fehlernährung, Bewegungsmangel und Appetitsteigerung durch Psychopharmaka führen oft zu einer extremen Gewichtszunahme, die zu einer weiteren Abnahme des Selbstwertgefühls führt. Nicht wenige chronisch psychisch Kranke verdoppeln innerhalb von einigen Jahren ihr Körpergewicht. Immer wieder muss ich beobachten, wie aus einer zarten, schlanken jungen Frau mit 50 kg Körpergewicht eine massiv übergewichtige, unbewegliche Person wird, die mehr als 100 kg auf die Waage bringt.

Fehlender Antrieb, das massive Übergewicht, dämpfende Medikamente und verminderte Ausdauer durch extremen Tabakkonsum sind Ursachen für einen ausgeprägten Bewegungsmangel. Durch Fehlernährung, Genussmittel wie Tabak und Alkohol, Bewegungsmangel, psychischen Stress aufgrund von sozialen Ängsten und Problemen und Psychopharmaka **wird der Organismus des Kranken extrem übersäuert.**

Die extreme Übersäuerung, der ausgeprägte Bewegungsmangel, der exzessive Tabakkonsum, der erhebliche psychische Stress, die oft extreme Fettleibigkeit und häufig auch ein Alkoholmissbrauch führen zu einer Verstärkung der Krankheitsursachen, nämlich zur Daueraktivierung des Sympathischen Nervensystems und zu einem massiven Verlust an Mikronährstoffe, die für die Gesundheit des Gehirns von großer Bedeutung sind. Die oben beschriebenen Residualsyndrome sind eine logische Konsequenz des bestehenden Teufelskreises (siehe Abbildung 2).

Therapeutische Maßnahmen
- ❖ **Umstellung auf eine basische Ernährung** (siehe 4.1.)
- ❖ **Regelmäßige Ausdauerbewegung** (siehe 4.3.)
- ❖ **Nikotin- und Alkoholentwöhnung**
- ❖ **Stressabbau** (siehe 4.4.) **und stützende Psychotherapie zur Verbesserung der Selbstwertproblematik**
- ❖ **Ausschleichen der Psychopharmaka**
- ❖ **Anfangs Substitution mit Vitaminen, Spurenelementen und Omega 3-Fettsäuren** (siehe oben).

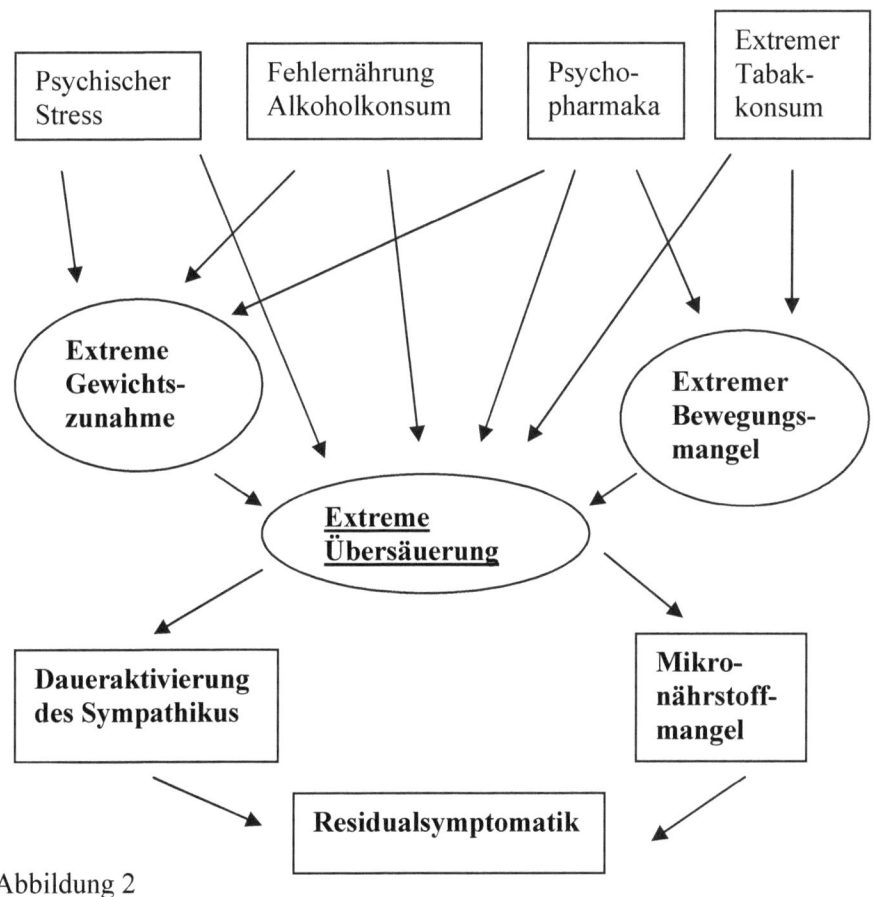

Abbildung 2

3.3. Störungen des Verdauungsapparats

3.3.1. Karies

<u>Definition und Häufigkeit</u>
Das Wort Karies bedeutet Morschheit, Fäulnis. Zahnkaries bedeutet der akute oder chronische Zerfall der harten Substanz (Zahnschmelz, Zahnbein) der Zähne. Sie tritt auf, wenn Bakterien im Mund klebrige raffinierte Kohlenhydrate verbrennen und den Zahnschmelz angreifen. **Zucker ist Nahrung für die Mundbakterien, die Zucker in Säuren umwandeln.** Die Säuren werden mit Kalzium aus dem Zahnschmelz neutralisiert. Basischer Speichel ersetzt wieder die Mineralien der Zähne. **Ist der Speichel jedoch aufgrund einer allgemeinen Übersäuerung des Körpers sauer, verlieren die Zähne ähnlich wie der Knochen bei Osteoporose immer mehr Kalzium und verfallen.** Milch- und Fruchtzucker fördern weniger Karies als Kristallzucker (Saccharose).

Laut Guinnessbuch der Rekorde ist Karies die häufigste nicht ansteckende Krankheit der Menschheit. In Deutschland soll nur 1% der Erwachsenen kariesfrei sein.

Ursachen

1. Saurer Speichel und gestörte Mundflora
Bei chronischer Übersäuerung des Körpers wird auch der normalerweise basische Speichel sauer. Er ist dann nicht mehr in der Lage, den Zähnen genügend härtende Mineralien zu liefern. In einer sauren Mundhöhle können schädliche Bakterien, die Zucker in Säure umwandeln, besser gedeihen und verdrängen die nützlichen Bakterien.

2. Hoher Konsum von Kristallzucker
Raffinierter Zucker übersäuert nicht nur den Körper, sondern dient den schädlichen Mundbakterien als Nahrungsgrundlage. Er wird in Säuren umgewandelt, die zur Neutralisation Kalzium und andere Mineralien aus den Zähnen abziehen.

Therapie

Vorbeugung und ursächliche Behandlung
Ziele:
- Basischer pH-Wert des Speichels
- Nahrungsentzug für schädliche Mundbakterien

Maßnahmen:
- ❖ **Deutliche Einschränkung des Zuckerkonsums**
  - Statt Süßigkeiten, die Mineralien für die Zähne rauben, Trockenobst und Nüsse, die Mineralien für die Zähne zuführen.
  - Statt zuckerhaltige Getränke Mineralwasser oder stark verdünnte Fruchtsäfte. Mineralwasser und Fruchtsäfte liefern ebenfalls für die Zähne wichtige Mineralien.
- ❖ Säure bildende Nahrungsmittel (Fleisch, Wurst, Milchprodukte) einschränken
- ❖ Reichlicher Verzehr von Obst und Gemüse
- ❖ Regelmäßige Ausdauerbewegung
- ❖ Stressabbau

3.2.2. Übersäuerung des Magens, Sodbrennen, Magenschleimhautentzündung, Magen- und Zwölffingerdarmgeschwür

<u>Definition und Häufigkeit</u>

Sodbrennen beschreibt eine brennende oder schmerzhafte Empfindung in der oberen Magengegend, die durch den Rückfluss von Magensäure in die Speiseröhre (Ösophagus) ausgelöst wird. Die krankhafte Form des Sodbrennens nennt man Refluxkrankheit oder Refluxösophagitis.

Eine **Magenschleimhautentzündung (Gastritis)** ist eine entzündliche Erkrankung der Schleimhaut des Magens. Man unterscheidet zwischen akuter und chronischer Gastritis. Personen mit der Blutgruppe A haben wegen der geringeren Magensäureproduktion, die eine verminderte Abtötung von geschluckten Bakterien zur Folge hat, ein erhöhtes Risiko für eine Magenschleimhautentzündung.

Ein **Magengeschwür (Ulcus ventriculi)** ist ein lokalisierter Defekt der Magenschleimhaut. Oft geht dem Geschwür eine Magenschleimhautentzündung voraus.

Bei einem **Zwölffingerdarmgeschwür (Ulcus duodeni)** handelt es sich um eine gutartige, entzündliche Erkrankung, bei der es zu einem Defekt in der Wand des Zwölffingerdarms kommt.

Das Magenulkus betrifft mehr Männer als Frauen. Circa jeder 20. Mann über 35 Jahre erkrankt im Laufe seines Lebens an einem Magengeschwür. In Deutschland gibt es etwa 40.000 Fälle jährlich. Das Zwölffingerdarmgeschwür ist recht häufig, etwa zwei von 1000 Personen leiden daran. Das Geschwür im Zwölffingerdarm kommt etwa dreimal häufiger vor als das Magengeschwür. Beim Zwölffingerdarmgeschwür sind die Patienten zu drei viertel Männer.

<u>Epidemiologie</u>

In den meisten westeuropäischen Ländern tritt das Zwölffingerdarmgeschwür (Ulcus duodeni) drei- bis neunmal so häufig auf wie in Japan, Süd-Norwegen oder Peru.

Ursachen

Menschen mit der Blutgruppe 0 haben ein erhöhtes Risiko für Magen- und Zwölffingerdarmgeschwüre, da sie in der Regel große Mengen an Magensäure bilden.

1. Kompensation einer allgemeinen Übersäuerung
Bei Übersäuerung des Körpers werden die Belegzellen des Magens über Histamin angeregt, vermehrt Natriumbikarbonat zu produzieren. Gleichzeitig entsteht vermehrt Salzsäure.

2. Kortisolwirkung
Durch chronisch erhöhte Kortisolwerte im Blut bei Daueraktivierung des Sympathikus kommt es zur Steigerung der Magensaftproduktion.

3. Schädliche Milchinhaltsstoffe
Hormone und Wachstumsfaktoren der Milch regen die Magensäureproduktion an. Andererseits hemmen die Milchhormone Somatostatin und Neurotensin die Gastrinproduktion. Folge ist Mangel an Magensäure, der zu einer verminderten Verdauung der Nahrungseiweiße führt.

4. Schleimhautschäden durch Genussmittel und Medikamente
Schleimhautschädigende Faktoren sind Rauchen, Alkohol, Kaffee, fettiges Essen und einige Schmerzmedikamente.

Therapie

Symptomatische Therapie
Die Behandlung mit Medikamenten, die die Magensäureproduktion hemmen, lindert zwar die Beschwerden, verstärkt jedoch, da auch weniger Natriumbicarbonat im Magen gebildet wird, die eigentliche Ursache, nämlich die allgemeine Übersäuerung des Organismus.

Vorbeugung und ursächliche Behandlung
Ziele:

- Entsäuerung des Organismus
- Senkung des Kortisolblutspiegels
- Schleimhautschädigende Genussmittel und Medikamente einschränken.

Maßnahmen:

- ❖ **Stressabbau**
- ❖ **Regelmäßige Ausdauerbewegung**
- ❖ Säure bildende Nahrungsmittel (Fleisch, Wurst, Milchprodukte) einschränken
- ❖ Ausreichender Verzehr von Obst und Gemüse
- ❖ Rauchen abgewöhnen
- ❖ Alkoholkonsum einschränken bzw. einstellen
- ❖ Maximal 2 – 3 Tassen Kaffee täglich
- ❖ Vorsicht mit Schmerzmittel wie ASS oder entzündungshemmenden Medikamenten.

3.3.3. Durchfall, Verstopfung, Blähungen

Definition und Häufigkeit

Durchfall (Diarrhoe) ist der öfter als dreimalige Stuhlgang am Tag, wobei der Stuhl ungeformt ist und bei Erwachsenen ein Gewicht von 250 g pro Tag überschritten wird. Häufige Darmentleerungen bei funktionellen Darmbeschwerden bei normalem Stuhlgewicht sind somit nicht als Durchfall zu bezeichnen.

Eine **chronische Verstopfung (Obstipation)** besteht, wenn über mehr als drei Monate der Stuhlgang regelmäßig vier Tage ausbleibt und ständig ein starkes Pressen erforderlich ist.

Blähungen (Flatulenz) bezeichnet die Aufblähung des Magens bzw. des Darms durch bei der Verdauung gebildete Gase (zum Beispiel Methan, Kohlenmonoxid, Schwefelwasserstoff und andere Gär- bzw. Faulgase), wobei es häufig zum Entweichen von Darmgasen kommt.

Mundgeruch entsteht durch flüchtige Schwefelverbindungen, die sich unter die ausatmende Atemluft mengen. Dazu zählen unter anderem Schwefelwasserstoff (H_2S), 1,5-Diaminopentan und Methanthiol. Diese Stoffe entstehen zum Beispiel durch die bakterielle Zersetzung von Nahrungsmittelresten **Heute leiden in Deutschland etwa 30 % der Bevölkerung an einer Obstipation,** dabei sind Frauen etwa doppelt so oft betroffen wie Männer. Betroffen sind Menschen jeden Alters.

Ursachen

Obstipation

1. Daueraktivierung des Sympathikus

Der zum Beispiel durch Stress und chronische Übersäuerung auch in Ruhe aktivierte Sympathikus hemmt die Darmaktivität.

2. Schädliche Milchinhaltsstoffe

Opioide der Milch (Kasomorphine, Laktorphine) besetzen Opiatrezeptoren nicht nur im Gehirn, sondern auch im Darm. Folge ist eine Aktivitätsminderung der Darmmuskulatur. Auch Milchhormone fördern die Obstipation.

3. Mangel an Ballaststoffen

Ballaststoffe regen über eine Volumenzunahme des Stuhls und durch ihre Abbauprodukte die Darmmotorik an.

4. Bewegungsmangel

Bei sportlicher Betätigung wird der Darm von der Bauchmuskulatur massiert und dadurch in seiner Aktivität angeregt.

5. Mangelnde Flüssigkeitszufuhr

Bei Flüssigkeitsmangel im Organismus wird dem Darm Wasser entzogen und der Stuhl eingedickt.

Diarrhoe und Blähungen

1. **Darmdysbiose**

Bei Störung der Darmflora nehmen schädliche Mikroorganismen über-
hand, die Gifte abgeben und Durchfälle auslösen können. Durch anaerobe
Gärung kommt es zur vermehrten Gasbildung im Darm.

2. **Relative oder absolute Laktoseunverträglichkeit bei Lak-
tasemangel**

3. **Unverträglichkeit gegenüber Milcheiweiß (Milchallergie)**

4. **Glutenunverträglichkeit**

5. **Vitamin B17-Mangel**

Bei Benzoesäuremangel kommt es zu einem vermehrten Wachstum von
Bakterien und Pilzen im Darm.

6. **Hoher Anteil an Ballaststoffen in der Ernährung**

Die Zuckermoleküle Rhamnose und Stachyose, die im Dünndarm nicht
verwertet werden können und erst im Dickdarm durch die Bakterien der
Darmflora zersetzt werden, können zu erheblichen Blähungen führen.
Durchfall tritt meistens nicht gleichzeitig auf. Reich an Rhamnose und
Stachyose sind Zwiebel, Kohlrabi, Hülsenfrüchte, Knäckebrot, Eier,
Wassermelonen und Sauerkraut.

Therapie

Vorbeugung und ursächliche Behandlung der Verstopfung (Obstipati-
on)
Ziele:
- Dominanz des Parasympathikus in Ruhe
- Morphinähnliche Substanzen in Nahrungsmitteln meiden
- Ausreichende Ballaststoffzufuhr.

Maßnahmen:

- ❖ **Vermehrter Verzehr von basischen, ballaststoffreichen Lebensmitteln**
  Obst, Gemüse, Hülsenfrüchte, Vollkorngetreide und Leinsamen liefern wertvolle Pflanzenfasern, die die Darmaktivität steigern.
- ❖ **Regelmäßige Ausdauerbewegung**
- ❖ **Ausreichende Flüssigkeitszufuhr**
  Über den Tag verteilt sollten mindestens 2 bis 3 Liter Wasser, Mineralwasser, Tee und stark verdünnte Fruchtsäfte getrunken werden.
- ❖ **Milch und Käse meiden**
- ❖ Säure bildende Nahrungsmittel (Fleisch, Wurst, Zucker) einschränken.
- ❖ Stressabbau.

3.3.4. Gallensteine

Definition und Häufigkeit

Ein Gallenstein ist ein festes, kristallisiertes Ausfallprodukt der Gallenflüssigkeit. **Er entsteht durch ein Ungleichgewicht löslicher Stoffe in der Galle.** Bei Ungleichgewicht von Gallensäuren und Lezithin auf der einen Seite und Kalziumkarbonat und Bilirubin auf der anderen Seite entstehen **Kalzium- bzw. Bilirubinsteine.** Bei Überangebot von Cholesterin und einem Unterangebot von Gallensäuren entstehen **Cholesterinsteine.** Auch eine verminderte Beweglichkeit (Hypomobilität) der Gallenblase mit verlängerter Verweildauer der Galle in der Gallenblase fördert die Steinbildung.
10 bis 15% der Erwachsenen sind Gallensteinträger, Frauen sind doppelt so häufig betroffen wie Männer.

Ursachen

1. <u>Überangebot von Cholesterin in der Gallenflüssigkeit</u>
durch
- übermäßige Zufuhr von gesättigten und gehärteten Fetten, die die Cholesterinproduktion in der Leber anregen.
- Mangel an Ballaststoffen, die Cholesterin im Darm binden.

2. <u>Mangel an Gallensäuren in der Gallenflüssigkeit</u> durch
- verminderte Aufnahme von Gallensäuren im Darm bei Malabsorption infolge von Laktoseintoleranz bei Laktasemangel oder bei Glutenunverträglichkeit.
- übermäßiger Verzehr von Ballaststoffen, wie Weizen- oder Haferkleie, die Gallensäuren im Darm binden.
- verminderte Gallensalzdekonjugation bei bakterieller Besiedelung des Dünndarms zum Beispiel bei Darmdysbiose
- verminderte Gallensalzsynthese bei Leberschaden.

3. <u>Mangelnde Beweglichkeit der Gallenblase</u> durch
- das Milchhormon Somatostatin, das Cholecystokinin, ein Hormon, das die Gallenblasenkontraktion anregt, hemmt.
- Überwiegen des Sympathischen Nervensystems.

Therapie

<u>Vorbeugung und ursächliche Behandlung</u>
Ziele:
- Ausgewogenes Verhältnis von Cholesterin und Gallensäuren
- Ausreichende Produktion von Gallensäuren
- Ausreichende Beweglichkeit der Gallenblase
- Kein Überangebot von Kalziumcarbonat in der Gallenflüssigkeit.

Maßnahmen:
- ❖ **Milchprodukte meiden**
- ❖ **Konsum von Wurst, fettem Fleisch, Fertiggerichten, Fabrikbackwaren und Margarinen meiden**
- ❖ **Ausreichender Verzehr von Obst, Gemüse, Hülsenfrüchten und Leinsamen,** keine Weizen- oder Haferkleie
- ❖ Zuckerkonsum einschränken
- ❖ Stressabbau
- ❖ Rauchen abgewöhnen
- ❖ Regelmäßige Ausdauerbewegung

3.3.5. Nierensteine

Definition und Häufigkeit

Nierensteine sind Ablagerungen in den Nierengängen oder ableitenden Harnwegen. Sie setzen sich in der Regel aus Kalzium und Oxalat (65%) zusammen. Harnsäure im Urin kann zum „Keim" werden, um den herum sich ein **Kalzium-Oxalat-Stein** bildet. Außerdem gibt es **Harnsäuresteine** (15%), **Magnesiumphosphatsteine** (11%) und **Kalziumphosphatsteine** (9%). **Die Prävalenz von Nierensteinen beträgt in Mittel- und Westeuropa ca. 5 %.** Das Verhältnis von betroffenen Männern zu Frauen beträgt dabei 7 zu 5. Am häufigsten tritt die Erkrankung zwischen dem 30. und dem 50. Lebensjahr auf. In den Industriestaaten leben ca. 20 % der Männer und ca. 7 % der Frauen mit einem erhöhten Steinrisiko.

Ursachen

1. <u>Vermehrte Kalzium-, Magnesium-, Oxalat- und Harnsäureausscheidung über den Urin</u> durch
- • **ein Übermaß an schwefelhaltigen Eiweißen**
  Tierisches Protein (Milchprodukte, Wurst, Fleisch, Fisch) erhöht den Gehalt des Urins an Kalzium, Oxalat und Harnsäure.

- **hohen Kochsalzkonsum**
  Mit dem übermäßigen Natrium scheiden die Nieren gleichzeitig große Mengen an Kalium, Kalzium und Magnesium aus.
- **Genussmittel wie Koffein und Alkohol.**
  Auch sie verstärken die Ausscheidung von Kalzium in den Urin.
- **Milchprodukte**
  Sie enthalten viel Kalzium, von dem jedoch nur ca. 25% verwertet wird. 75% des Milchkalziums werden über den Urin und den Stuhl wieder ausgeschieden. Bei Laktoseintoleranz ist die Kalziumaufnahme aus Milchprodukten noch geringer.
- **Mangel an Ballaststoffen.**
  Nahrungsfasern können die Ausscheidung von Kalzium in den Urin um ein Drittel vermindern.

2. Übersäuerung des Urins durch

vermehrte Ausscheidung von Säuren im Urin bei chronischer Übersäuerung des Körpers durch Zucker, tierisches Eiweiß, Kochsalz, Obst- und Gemüsemangel, Koffein, Alkohol, Arzneimittel.

3. Mangelnde Flüssigkeitszufuhr

Eine zu geringe tägliche Trinkmenge führt zu einer Konzentrierung des Harns mit vermehrter Ausfällung von Urinsalzen.

Therapie

Vorbeugung und ursächliche Behandlung
Ziele:
- Einschränkung der Kalzium-, Magnesium-, Oxalat- und Harnsäureausscheidung über den Urin
- Basischer pH-Wert des Urins

Maßnahmen:

- ❖ **Keine Fleisch- und Wurstwaren, maximal 1 bis 2 Mal Fisch pro Woche**
- ❖ **Milchprodukte meiden**
- ❖ **Kochsalz- und Zuckerkonsum einschränken**
- ❖ **Wenig bzw. kein Alkohol, maximal 2 Tassen Kaffee pro Tag**
- ❖ **Ausreichende Zufuhr von Obst, Gemüse, Hülsenfrüchten und Leinsamen**
- ❖ **Ausreichende Flüssigkeitszufuhr**
  Täglich sollten mindestens 2 bis 3 Liter Wasser, natriumarme Mineralwasser, Tee und stark verdünnte Fruchtsäfte getrunken werden.

3.4. Fehlfunktion des Immunsystems und vermehrte Entzündungsneigung

Ziel ist es das Immunsystem im Gleichgewicht zu halten. Weder eine **ungenügende Immunantwort (Infektanfälligkeit, Immunschwäche)** noch eine **überschießende Immunantwort (Überempfindlichkeit, Autoimmunerkrankungen, Entzündungen)** sind erwünscht.

3.4.1. Infektanfälligkeit, Pilzinfektionen

Definition und Häufigkeit

Unter Infektanfälligkeit versteht man eine Schwäche des Immunsystems, Krankheitserreger abzuwehren. Manche Kinder leiden in Abständen von nur wenigen Wochen unter Erkältungen, Mittelohrentzündung und Bronchitis, wobei Husten und Schnupfen zwischendurch gar nicht mehr vollständig verschwinden. Bei infektanfälligen Erwachsenen treten häufig Schnupfen (Rhinitis), Bronchitis, Nebenhöhlenentzündung, Blasen- und Nierenbeckenentzündungen auf.

Entscheidend für die Entstehung von Infektionserkrankungen sind oft nicht die Erreger. **Der veränderte Nährboden, zum Beispiel durch Übersäuerung, macht aus harmlosen Bakterien schädliche Erreger.** Bei Unterkühlung bauen Bakterien geschädigte Zellen ab, die dann ausgeschieden werden. Auf diese Weise entsteht ein Katarrh.

Ursachen:

Personen mit Blutgruppe 0 sind anfälliger für Virusinfektionen, da ihnen das A-Antigen fehlt. Bei ihnen können Virusgrippen schwerer verlaufen.

1. <u>Förderung des Wachstums von schädlichen Bakterien und Pilzen</u> durch

- **chronische Übersäuerung**
  Übersäuerung des Körpers durch Zucker, tierische Eiweiße, Kochsalz, Koffein-, Alkohol und Tabakkonsum fördert das Wachstum von schädlichen Bakterien und Pilzen.

- **übermäßigen Zuckerkonsum**
  Haushaltszucker (Saccharose) dient schädlichen Bakterien und Pilzen als Nahrung.
- **Mangel an Sekundären Pflanzenstoffen**
  Sekundären Pflanzenstoffen sind in der Lage, Viren und Bakterien abzutöten. Bei geringem Konsum von Obst und Gemüse werden dem Körper nicht genügend pflanzliche Schutzstoffe zugeführt.
- **Mangel an Vitamin B17**
  Ein Mangel an Benzoesäure (Abbauprodukt von Vitamin B17) führt zur verminderten Wachstumshemmung von Bakterien und Pilzen.

2. <u>Schwächung des Immunsystems</u> durch

- **Schädigung der Darmflora**
  Eine Störung des Darmimmunsystems bei Dysbiose hat eine verminderte Abwehr von Krankheitserregern und eine vermehrte Durchlässigkeit der Darmwand für Keime zur Folge.
- **einen erhöhten Kortisolspiegel**
  Ein ständig erhöhter Kortisolspiegel bei Dauerstress schwächt das Immunsystem, vermindert zum Beispiel die Anzahl der Natürlichen Killerzellen im Blut.
- **übermäßigen Zuckerkonsum**
  Haushaltszucker (Saccharose) beeinträchtigt die weißen Blutkörperchen in ihrer Fähigkeit Bakterien und Viren zu zerstören.
- **Mangel an Vitaminen und Spurenelementen**
  Für das Funktionieren des Immunsystems sind ausreichende Mengen von Mikronährstoffen wie Vitamin A, B6, Biotin, Vitamin C, D, E, Selen und Zink notwendig. Bei Vitamin B15-Mangel kommt es zu einer verminderten Aktivierung des Immunsystems.

Therapie

Symptomatische Behandlung

Neben symptombekämpfenden Arzneimitteln wie Nasenspray, Hustensaft, Lutschtabletten, schleimlösende Mittel werden von der Schulmedizin nicht selten selbst bei einfachen Infekten Antibiotika eingesetzt, obwohl bekannt ist, dass Antibiotika bei durch Viren bedingten Infekten nutzlos sind. **Antibiotika verstärken die Ursachen der Infektanfälligkeit, indem sie die**

Darmflora schädigen und die Aufnahme von Vitaminen und Spuren-elementen, die für die Immunabwehr wichtig sind, behindern.

Vorbeugung und ursächliche Behandlung
Ziele:
- Hemmung des Wachstums von schädlichen Bakterien und Pilzen
- Stärkung des Immunsystems

Maßnahmen:
- ❖ **Minimierung des Zuckerkonsums**
  Haushaltszucker (Saccharose) dient nicht nur schädlichen Keimen als Nahrung und fördert die Übersäuerung des Körpers, sondern schwächt auch auf verschiedene Weise direkt und indirekt das Immunsystem.
- ❖ **Ausreichender Verzehr von Obst und Gemüse**
  Mit Obst und Gemüse werden für die Immunabwehr wichtige Mikronährstoffe zugeführt. Zusätzlich fördern ihre Ballaststoffe den Aufbau einer gesunden Darmflora.
- ❖ **Rauchen abgewöhnen**
- ❖ **Konsum von Fleisch, Wurst und Milchprodukten einschränken**
- ❖ **Stressabbau** (siehe 4.4.)
- ❖ Ausreichende Aufnahme von Vitamin B17 und Vitamin B15
- ❖ Kochsalzkonsum einschränken
- ❖ Nur mäßiger Alkohol- und Kaffeekonsum
- ❖ Substitution von Mikronährstoffen
  - 300-1000 mg **Vitamin C** täglich
  - 10-15 mg **Zink** pro Tag.

3.5. Hautkrankheiten

Wegen ihres hohen Nährstoffbedarfs ist die Haut besonders anfällig für Störungen, die eine mangelhafte Ernährung mit sich bringt. **Hautprobleme sind oft die ersten Anzeichen für einen Nährstoffmangel.** Veränderungen der Haut sind häufig Reaktionen auf körperfremde Stoffe, insbesondere auf Milchinhaltsstoffe.

- Falsche Fette können die Bildung von Hautfetten stören. Ohne genügend Gamma-Linolensäure wird die Haut trocken, faltig und altert frühzeitig.
- Vitamin A oder Beta-Carotin spielen bei der Steuerung der Zellteilung und des Wachstums der Hautzellen eine wichtige Rolle.

3.5.1. Akne (Akne vulgaris)

Definition und Häufigkeit

Akne ist eine Hautentzündung, die ihren Ursprung in den Talgdrüsen der Haut hat. Unter dem Einfluss von männlichen Geschlechtshormonen (Androgene) werden das Wachstum der Talgdrüsen und die Talgproduktion angeregt. Wenn die Drüse verstopft ist, kann der Talg nicht abfließen, und Bakterien vermehren sich in den geschwollenen Drüsen, was zu einer Entzündung führt.

Über drei Viertel der Jugendlichen und jungen Erwachsenen sind von Akne betroffen.

Ursachen

1. **Anregung des Wachstums der Talgdrüsen** durch

- vermehrte Ausschüttung von anabol wirksamem Androgenen aus der Nebennierenrinde bei Daueraktivierung des Sympathikus
- Hormone und Wachstumsfaktoren der Milch

2. Vermehrte Talgproduktion durch

- Verzehr von gesättigten und gehärteten Fetten
- übermäßigen Verzehr von Zucker und Stärkeprodukten
- mangelnden Verzehr von Nahrungsfasern (Ballaststoffen)

3. Verminderte Abwehr gegen das Corynebakterium acne durch

- übermäßigen Verzehr von Zucker und Stärkeprodukten
- mangelnden Verzehr von Nahrungsfasern (Ballaststoffen)

4. Förderung der Entzündung durch

- Überwiegen der Omega 6 - Fettsäuren gegenüber den Omega 3-Fettsäuren
- Mangel an Benzoesäure (Abbauprodukt von Vitamin B17)
- Interleukin 6 und Tumornekrosefaktor Alpha aus dem übermäßigen Fettgewebe
- chronische Übersäuerung
- Mangel an Vitamin B2, B3, Folsäure, C, E, Magnesium, Selen, Chrom und Zink.

Therapie

Symptomatische Therapic
Es gibt zahlreiche Arzneimittel gegen Akne, die die Haut entfetten und die Entzündung vermindern sollen. Häufig enthalten diese Mittel auch Antibiotika, die das Corynebakterium acne bekämpfen. Bei schweren Verlaufsformen der Akne wird hochdosiert Vitamin A-Säure eingesetzt, die teilweise schwerwiegende Nebenwirkungen verursacht.

Vorbeugung und ursächliche Behandlung
Ziele:

- Talgdrüsenwachstum einschränken
- Normalisierung der Talgproduktion
- Steigerung der Immunabwehr
- Einschränkung der Entzündungsneigung.

Maßnahmen:

- ❖ **Konsum von Zucker- und Weißmehlprodukten stark einschränken**
- ❖ **Ausreichender Verzehr von Obst, Gemüse und Hülsenfrüchten**
- ❖ **Milchprodukte meiden**
- ❖ **Keine Wurstwaren, kein Sonnenblumenöl, wenig Fleisch**
- ❖ **Keine Fertigprodukte, Fabrikbackwaren, Margarinen, Schokolade**
- ❖ **Vermehrter Verzehr von Fisch, Fischölkapseln, Leinsamen, Walnüssen**
- ❖ Rauchen abgewöhnen
- ❖ Stressabbau
- ❖ Regelmäßige Ausdauerbewegung
- ❖ Vermehrte Zufuhr von Vitamin B17.

3.5.2. Schuppenflechte (Psoriasis vulgaris)

Definition und Häufigkeit
Es handelt sich um eine entzündliche Hauterkrankung mit chronisch rezidi-
vierendem Verlauf, die ungefähr 2 bis 3% der Bevölkerung betrifft. Die Rö-
tungen (Erytheme) mit locker haftenden Schuppen treten überwiegend an
Ellenbogen, Knien und am behaarten Kopf auf. Histologisch finden sich eine
übermäßige Vermehrung und eine gestörte Reifung der Keratinozyten.

Ursachen

1. Übermäßige Vermehrung und gestörte Reifung der Keratinozyten durch

- Wachstumsfaktoren und Hormone der Milch
- erhöhten Blutinsulinspiegel bei Insulinresistenz
- Mangel an Vitamin D, das die übermäßige Vermehrung von Hautzellen hemmt.

2. Förderung der Entzündung durch

- Überwiegen der Omega 6 - Fettsäuren gegenüber den Omega 3-
  Fettsäuren
- Mangel an Benzoesäure (Abbauprodukt von Vitamin B17)
- Interleukin 6 und Tumornekrosefaktor Alpha aus dem übermäßigen
  Fettgewebe
- chronische Übersäuerung
- Mangel an Vitamin B2, B3, Folsäure, C, E, Magnesium, Selen,
  Chrom und Zink.

Therapie

Vorbeugung und ursächliche Behandlung
Ziele:
- Normales Wachstum der Keratinozyten
- Einschränkung der Entzündungsneigung

Maßnahmen:
- ❖ **Milchprodukte meiden**
- ❖ **Keine Wurstwaren, kein Sonnenblumen- und Distel-öl, wenig Fleisch**
- ❖ **Vermehrter Konsum von Fisch, Leinsamen, Walnüssen**
- ❖ **Konsum von Zucker einschränken**
- ❖ Körperfett reduzieren
- ❖ Vermehrter Verzehr von Obst und Gemüse
- ❖ Stressabbau
- ❖ Alkohol meiden
  (Alkohol kann über eine Freisetzung von Histamin das Krankheitsbild fördern).
- ❖ Rauchen abgewöhnen
- ❖ Dosiertes Sonnenbaden
- ❖ Substitution von Mikronährstoffen
  - • Signifikante Verbesserung von Juckreiz, Erythem und Schuppenbildung durch Gabe von 2 - 6g Omega 3-Fettsäuren täglich.
  - • 20 - 60 mg Zink pro Tag.

3.6. Durchblutungsstörungen

3.6.1. Haarausfall, Hörsturz, Tinnitus

<u>Definition und Häufigkeit</u>
Dem Menschen fallen durchschnittlich zwischen 60-100 Haare pro Tag aus, was den Begriff Haarausfall etwas irreführend macht. Ursache für den häufig als erblich bedingt bezeichneten Haarausfall (androgenetische Alopezie) ist das Hormon DHT (Dihydrotestosteron). **Wenn in der Kopfhaut viel DHT vorhanden ist und eine ererbte Überempfindlichkeit dafür besteht, wird die Wachstumsphase des Haares verkürzt.**

Unter **Alopecia areata** versteht man einen runden, lokal begrenzten krankhaften Haarausfall. Alopecia areata ist die häufigste entzündliche Haarausfallerkrankung (ca. 1,4 Millionen Menschen in Deutschland) und kann in jedem Lebensalter auftreten, wobei das zweite und dritte Lebensjahrzehnt bevorzugt sind. **Man nimmt an, dass Immunzellen ihre Aktivität gegen die Zellen in den Haarwurzeln des eigenen Körpers richten.** Die Haare werden somit vom Immunsystem als „fremd" erkannt und deshalb abgestoßen. Dies geschieht, indem zunächst eine Entzündungsreaktion entsteht, die das Haarwachstum stört und schließlich zum Ausfallen des Haares führt.

Der **Hörsturz** ist eine meist einseitige Schallempfindungsstörung. Charakteristisch ist ein plötzliches, meist einseitiges Auftreten des Hörverlustes. Ein einseitiges Druckgefühl und ein **Ohrgeräusch (Tinnitus)** (meist hochfrequent) im betroffenen Ohr können erste Vorboten sein.

Vermutet wird ein Zusammenspiel verschiedener Faktoren, die zu einer Änderung der Durchblutungsverhältnisse am Innenohr führen. Auch ein Autoimmungeschehen wird diskutiert.

Nach Untersuchungen von Klemm und Saarschmidt sowie Michel sind in Deutschland 15.000 Menschen pro Jahr von einem Hörsturz betroffen. Die Verteilung des Hörsturzes scheint zwischen Männern und Frauen annähernd gleich zu sein. Kinder und Jugendliche sind sehr selten betroffen, 75% aller Patienten sind bei Diagnose älter als 40 Jahre.

Ursachen

1. <u>Verengung der Blutgefäße</u> durch

- zu hohe Zufuhr von Omega 6-Fettsäuren
- Adrenalinausschüttung bei Daueraktivierung des Sympathikus
- Nikotin und Koffein
- Angiotensinogen II aus einem übermäßigen Fettgewebe
- Mangel an Thiozyanid bei Vitamin B17-Mangel.

2. <u>Mangelnde Sauerstoffversorgung der Zellen bei</u>

- Vitamin B15-Mangel
- Mangel an Mikronährstoffen wie Vitamin A, B5, B6, B12, Folsäure, Biotin, C.

Therapie

<u>Vorbeugung und ursächliche Therapie</u>
Ziele:
- Erweiterung der kleinen Blutgefäße
- Ausreichende Sauerstoffversorgung der Zellen

Maßnahmen:
- ❖ **Konsum von Fleisch, Wurst und Milchprodukten stark einschränken, kein Sonnenblumenöl**
- ❖ **Regelmäßiger Verzehr von Fisch, Leinsamen, Walnüssen**
- ❖ **Vermehrte Zufuhr von Vitamin B17**
- ❖ **Rauchen abgewöhnen, maximal 2 – 3 Tassen Kaffee täglich**
- ❖ Reichlicher Verzehr von Obst und Gemüse
- ❖ Stressabbau
- ❖ Zucker- und Salzkonsum einschränken
- ❖ Körperfett reduzieren.

3.6.2. Thromboseneigung

<u>Definition</u>
Die Thrombose ist eine Gefäßerkrankung, bei der sich ein Blutgerinnsel (Thrombus) in einem Gefäß bildet. Nach der Virchow'schen Trias spielen **Gerinnungsstörungen** (Hyperkoagulabilität), **Situationen, die zu einer starken Verlangsamung des Blutstroms führen** (Stase) und **Schäden der inneren Gefäßwände** eine Rolle.

Ursachen

1. <u>Vermehrte Gerinnungsneigung</u> durch
- zu hohe Zufuhr von Omega 6-Fettsäuren
- Bluteindickung bei Bewegungsmangel

2. <u>Starke Verlangsamung des Blutstroms</u> durch
- Krampfadern (Varizen)
- langes Sitzen mit eingeengter Bewegungsmöglichkeit (Bus- u. Flugreisen)
- durch Bettlägerigkeit verursachte Bewegungsunfähigkeit

3. <u>Schäden der Gefäßinnenwände</u> durch
- Bluthochdruck
- einen erhöhten Blutzuckerspiegel
- einen erhöhten Homocystein-Spiegel
- Kohlenmonoxid (CO) im Tabak
- das Milchenzym Xanthinoxidase

Therapie

<u>Vorbeugung und ursächliche Behandlung</u>
Ziele:
- Normalisierung der Gerinnungsneigung
- Verlangsamung des Blutstroms vermeiden
- Schäden der Gefäßwände vermeiden.

Maßnahmen:
- ❖ **Konsum von Fleisch, Wurst und Milchprodukten stark einschränken, kein Sonnenblumenöl**
- ❖ **Regelmäßiger Verzehr von Fisch, Leinsamen und Wallnüssen**
- ❖ Regelmäßige Ausdauerbewegung
- ❖ Zuckerkonsum einschränken
- ❖ Rauchen abgewöhnen
- ❖ Blutdruck normalisieren

3.6.3. Krampfadern (Varizen)

<u>Definition</u>
Krampfadern sind knotig-erweiterte (oberflächliche) Venen. Ursache kann eine Störung des venösen Klappenapparates im Bereich von Verbindungsvenen zwischen den tiefen und oberflächlichen Venen sein. Bei Patienten mit Krampfadern ist die Klappenfunktion gestört, was einen Blutstau und damit einerseits eine mangelnde Gewebeversorgung, andererseits einen gestörten Abtransport von Stoffwechselprodukten und damit eine Gewebeschädigung verursachen kann. Menschen, die wenig Nahrungsfasern zu sich nehmen, sind eher verstopft und müssen wegen ihres harten Stuhlgangs stärker pressen. Dies lässt den Druck in den Beinvenen emporschnellen.

Ursachen

1. <u>Chronische Verstopfung (Obstipation)</u>
Ursachen siehe Seite 70

2. <u>Bewegungsmangel</u>
Die Muskulatur dient als Venenpumpe

Therapie

<u>Vorbeugung und ursächliche Behandlung</u>
Ziele:

- Chronische Verstopfung (Obstipation) vermeiden
- Ausreichende Bewegung

Maßnahmen:

- ❖ **Ausreichender Verzehr von Obst, Gemüse und Hülsenfrüchten**
- ❖ **Regelmäßige Ausdauerbewegung**
- ❖ Konsum von Fleisch, Wurst und Milchprodukten einschränken
- ❖ Zuckerkonsum einschränken

3.7. Mangelsyndrome

3.7.1. Schilddrüsenunterfunktion (Hypothyreose)

Definition, Symptome und Häufigkeit

Unter Hypothyreose versteht man eine mangelnde Versorgung mit den Schilddrüsenhormonen Trijodthyronin (T3) und Thyroxin (T4). Fast immer besteht eine zu geringe Produktion der Hormone in der Schilddrüse selbst (Primäre Hypothyreose). **Die Autoimmunerkrankung Hashimoto-Thyreoiditis, an der 8 bis 10% der Deutschen oft unbemerkt leiden, ist die häufigste Ursache der primären Schilddrüsenunterfunktion.**

Anzeichen einer Schilddrüsenunterfunktion sind Antriebslosigkeit, Ödeme, Depressionen, Erschöpfung, erhöhte Blutfette, Gewichtszunahme, steife Gelenke, trockene, raue Haut und Verstopfung.

Etwa 2 Prozent der Frauen und 0,1 Prozent der Männer haben eine Unterfunktion der Schilddrüse. Meist wird sie zwischen dem 40. und 60. Lebensjahr entdeckt.

Ursachen

1. Jodmangel

Durch Vergrößerung (Struma) versucht die Schilddrüse das noch vorhandene Jod möglichst effektiv auszunutzen.

2. Hemmung des Schilddrüsenhormons durch

- Eiweiße (Lektine) im Kohlgemüse
- einen erhöhten Blutinsulinspiegel (Hyperinsulinämie), der die Ausschüttung des Wachstumshormons (STH) hemmt. In Folge kommt es zu einer Verminderung der Schilddrüsenhormone.

3. Chronische Entzündung der Schilddrüse

durch langfristig schwellende Autoimmunschäden an der Schilddrüse (siehe oben).

Therapie

Vorbeugung und ursächliche Behandlung
Ziele:
- Jodmangel verhindern
- Keine Hemmung des Schilddrüsenhormons

Maßnahmen:
- ❖ **Regelmäßige Fischmahlzeiten**
- ❖ **Konsum von Fleisch, Wurst und Milchprodukten einschränken**
- ❖ **Körperfett reduzieren**
- ❖ Zuckerkonsum einschränken
- ❖ Weiß- und Rotkohl meiden

3.7.2. Blutarmut (Anämie)

Als Anämie bezeichnet man eine Verminderung des roten Blutfarbstoffs (Hämoglobin), der Zahl der Erythrozyten im Vollblut und des Hämatokrits. Durch die Blutarmut kommt es zu einer Minderversorgung des Körpers mit Sauerstoff.

Ursachen

1. **Eisenmangel** durch
- verminderte Eisenaufnahme bei Malabsorption unter anderem bei Laktose- und Glutenunverträglichkeit.
- Mikroblutungen in den Darm bei chronischer Entzündung der Darmschleimhaut.
- verstärkte Regelblutung.

2. **Mangel an Vitamin B12 oder Folsäure** durch
- verminderte Vitamin B12-Produktion bei Vitamin B17-Mangel.

Therapie

<u>Vorbeugung und ursächliche Behandlung</u>
Ziele:
- Eisenmangel beheben
- Ausreichende Zufuhr oder Produktion von Vitamin B12 und Folsäure.

Maßnahmen:
- ❖ Milchprodukte meiden
- ❖ Vermehrte Zufuhr von Vitamin B17.

3.8. Metabolisches Syndrom

Fettleibigkeit, Bluthochduck, erhöhte Blutfettwerte und die Übergewichts-Zuckerkrankheit (Diabetes mellitus Typ 2) werden als Metabolisches Syndrom oder „tödliches Quartett" bzw. „Killerquartett" bezeichnet.

3.8.1. Fettleibigkeit (Adipositas)

<u>Definition und Häufigkeit</u>
Unter Fettleibigkeit versteht man am sinnvollsten einen erhöhten Körperfettanteil. Nicht in erster Linie das Körpergewicht, sondern das Mischungsverhältnis von Muskel- und Fettanteil im Körper ist von entscheidender Bedeutung für die Gesundheit. Es gibt sehr muskulöse Menschen, die nach den alten Bestimmungsmethoden (Broca-Index, Body-Maß-Index) trotz normalem Körperfettanteil als übergewichtig bezeichnet werden. Ebenso werden Menschen mit niedrigem Körpergewicht und niedrigem Körperfettanteil trotz verhältnismäßig großer Muskelmasse als untergewichtig eingestuft. **Gesund ist bei Frauen ein Körperfettanteil zwischen 18 und 28%, bei Männern zwischen 8 und 22%. Der Bauchumfang im Bereich des Nabels sollte bei Frauen nicht über 88 cm, bei Männern nicht über 102 cm betragen.**
In Deutschland haben 66% der Männer und 50% der Frauen einen zu hohen Körperfettanteil. Jeder **5. Bundesbürger (20%) hat einen massiv erhöhten Körperfettanteil.** Erschreckend ist die zunehmende Fettleibigkeit von Kindern, Jugendlichen und jungen Erwachsenen.

Ursachen

1. <u>Vermehrter Fettaufbau</u>

❖ **Verzehr von allgemeinen Dickmachern (Nahrungsmittelmast)**
Allgemeine Dickmacher sind Nahrungsmittel, die aus einer Kombination von Zucker oder Stärke mit gesättigten Fetten bestehen. Beispiele sind so beliebte Nahrungskombinationen wie das **Wurst-**

und Käsebrot oder die Schokolade. Die Glukose im Haushaltszucker und in der Stärke lockt viel Insulin, das die Aufnahme der Fettsäuren in das Fettgewebe begünstigt und Hypoglykämien auslöst, die eine erneute Nahrungsaufnahme verlangen.

❖ Ständig erhöhter Blutkortisolspiegel (Kortisolmast)

Eine Daueraktivierung des Sympathikus führt durch Abnahme der Empfindlichkeit der Kortisolrezeptoren zur **Kortisolresistenz.** Folge ist ein erhöhter Blutkortisolspiegel, der den Aufbau von Körperfett fördert und die Leptinwirkung vermindert. Durch die verminderte Leptinwirkung wird der Appetit gesteigert. Kortisol fördert besonders die Zunahme des **Fettgewebes im Bauchraum** (viscerales Fett). Wie bereits oben beschrieben, führen folgende Faktoren zu einer Daueraktivierung des Sympathischen Nervensystems:

- Chronische Übersäuerung des Körpers durch Haushaltszucker, tierisches Eiweiß, hoher Kochsalzkonsum, Mangel an Obst und Gemüse, Koffein, Alkohol, Arzneimittel.
- Psychischer oder körperlicher Dauerstress
- Bewegungsmangel
- Nikotin und Koffein.

❖ Das hormonaktive Fettgewebe (Hormonmast)

Besteht bereits ein hoher Körperfettanteil (Frau > 30%, Mann > 25%), besonders im Bauchraum, gibt das Fettgewebe verschiedene Hormone ab, die den weiteren Körperfettaufbau fördern. Das Hormon Resistin verstärkt die Insulinresistenz. Es entsteht ein regelrechter Teufelskreis.

❖ Übermäßiger Verzehr von Haushaltszucker (Saccharose)

Er kann bei Übergewichtigen den Appetit anregen, während Fruchtzucker (Fruktose) den Appetit eher drosselt. Haushaltszucker, der nicht im Stoffwechsel verbraucht wird, wird in der Leber in Fett (Triglyceride) umgewandelt und im Fettgewebe gespeichert.

2. <u>Hemmung des Fettabbaus</u>

❖ **Ständig erhöhter Blutinsulinspiegel bei Insulinresistenz (Insulinmast)**

Dickmacher, die Fettverbrennung hemmende Nahrungseiweiße (Lektine), Bewegungsmangel und ein ständig erhöhter Kortisolspiegel im Blut führen zu einer Insulinresistenz mit nachfolgender Hyperinsulinämie. Ein erhöhter Blutinsulinspiegel hemmt den Fettabbau im Fettgewebe und die Ausschüttung des Wachstumshormons (STH), das nachts den Fettabbau bewirkt. Ein vermindert Wachstumshormonspiegel hat auch eine Abnahme des Schilddrüsenhormons T4 zu Folge. Eine Minderfunktion der Schilddrüse hemmt weiter den Fettabbau.

Der Insulinresistente befindet sich in der **„Insulinfalle",** da Insulin die „Eingangstüre" des Fettgewebes öffnet und gleichzeitig dessen „Ausgangstüren" verschließt.

❖ **Den Fettabbau hemmende Eiweiße in Nahrungsmitteln (Lektinmast)**

Eiweiße (Lektine) verschiedener Nahrungsmittel hemmen den Fettabbau. Ein Lektin im Kohl zum Beispiel vermindert den Fettabbau durch eine Hemmung des Schilddrüsenhormons (T4). Das Weizenkeimlektin hemmt ebenfalls die Fettverbrennung. Die Empfindlichkeit für verschiedene Lektine scheint besonders von der Blutgruppe abhängig zu sein.

❖ **Schädliche Milchinhaltsstoffe**

Auch Hormone (Östrogene, Somatostatin) und Wachstumsfaktoren in Milchprodukten wirken sich negativ auf die Fettverbrennung aus. Somatostatin zum Beispiel hemmt die Ausschüttung von Glukagon, Wachstumshormon (STH) und indirekt die Produktion von Schilddrüsenhormonen. Glukagon und STH öffnen die „Ausgangstüren" des Fettgewebes und ermöglichen somit die Fettverbrennung.

❖ **Mangel an Mikronährstoffen**

Vitamin B2 ist für den Zucker- und Fettabbau wichtig. Bei Mangel an diesem Vitamin ist der Fettabbau beeinträchtigt. Der Mangel an dem Spurenelement Chrom führt zu einer verminderten Insulinwir-

kung an den Zellen. Selenmangel fördert eine Schilddrüsenunterfunktion, die den gesamten Stoffwechsel verlangsamt.

**Menschen der Blutgruppen 0 und B werden vor allem durch koh-
len-hydratreiche Kost dick.** Bei diesen Blutgruppen entsteht die Insulinresistenz hauptsächlich durch den Einzug der Insulinrezeptoren bei übermäßigem Zuckerangebot im Blut.

**Personen der Blutgruppen A und AB müssen fett- und eiweißrei-
che tierische Nahrungsmittel meiden,** da bei ihnen die Insulinresistenz
überwiegend durch die innere Verfettung der Insulinrezeptoren verursacht
ist. Ungesättigte Fettsäuren (Oliven-, Raps- und Leinöl) sind bei ihnen
Schlankmacher, fördern die Gewichtsabnahme.

Therapie

Symptomatische Behandlung

Zahlreiche Diäten versuchen, möglichst schnell Körpergewicht abzubauen.
Ohne Beseitigung der Ursachen kommt es nach Absetzen der Diät jedoch
wieder schnell zu einer Gewichtszunahme. Oft wird sogar das Ausgangsge-
wicht noch überschritten **(Jo-Jo-Effekt).** Bei extremem Übergewicht werden
auch chirurgische Maßnahmen wie Magenverkleinerung oder Fettabsaugen
angewandt.

Vorbeugung und ursächliche Behandlung siehe Seite 141 und 142

Abbau von Körperfett durch regelmäßige Ausdauerbewegung

Durch regelmäßige Ausdauerbewegung kommt es zu einer Gewichtsabnahme und zur Reduktion des Körperfettanteils. Das hat sechs Gründe:

1. **Durch das Training werden pro zurückgelegtem Kilometer so viele
   Kalorien wie Kilogramm Körpergewicht verbraucht,** zum Beispiel 70
   Kcal bei 70 kg Körpergewicht.

2. **Es erhöht sich der Grundumsatz,** da eine größere Muskelmasse auch in
   Ruhe mehr Energie verbraucht.

3. Es kommt zum **Afterburn** (Nachbrennen). Nach der Belastung müssen

die Energiedepots wieder aufgefüllt, die Milchsäure entsorgt und die Körpertemperatur herunterreguliert werden.

4. Über eine vermehrte Cholecystokininausschüttung kommt es zur **Normalisierung des Appetits.**

5. Eine vermehrte seelische Ausgeglichenheit führt zu **weniger Frustessen.**

6. Oft entsteht bei regelmäßiger sportlicher Betätigung ein **ausgeprägtes Gesundheitsbewusstsein.** Eine gesündere Ernährung oder ein geringerer Alkoholkonsum können die Folge sein.

3.8.2. Bluthochdruck (Arterielle Hypertonie)

Definition und Häufigkeit

Der ideale Blutdruck liegt nach Angaben der Hochdruckliga bei 120/80 mm Hg. Von Bluthochdruck (Hypertonie) spricht man, wenn der Druck in den Arterien auf einen systolischen Wert von über 140 mm Hg und einen diastolischen Wert über 90 mm Hg gesteigert ist. **Bluthochdruck ist eine Volkskrankheit.** Im Alter zwischen 25 und 74 Jahren haben weniger als 40 Prozent der Männer und 60 Prozent der Frauen Blutdruckwerte im normalen Bereich. Ab dem 50. Lebensjahr hat fast jeder Zweite in der Bevölkerung zu hohe Blutdruckwerte.

Ursachen

1. Funktionelle Verengung der Arterien
- **Daueraktivierung des Sympathikus**
  Durch Übersäuerung, Bewegungsmangel und Dauerstress ist das Sympathische Nervensystem ständig aktiv. Es kommt zu einer Erhöhung der Herzfrequenz durch Adrenalin sowie zu einer Verengung der Arterien durch Noradrenalin und durch Aktivierung des Renin-Angiotensin-Systems.

- **Zu hohe Zufuhr von Omega 6-Fettsäuren.**
- Mangel an Thiozyanid bei **Vitamin B17-Mangel.**
- Mangel an Mikronährstoffen wie **Magnesium und Kalium.**
- **Hormonaktives Fettgewebe**

  Mit zunehmendem Übergewicht durch Anstieg des Körperfettanteils kommt es zu einer zusätzlichen Gefäßverengung durch **Angiotensinogen II,** das in einem übermäßigen Fettgewebe gebildet wird. Es ist die stärkste gefäßverengende Substanz des Organismus und wirkt direkt an den Arteriolen.

2. Blutvolumenvermehrung

- **Übermäßiger Kochsalzkonsum**

  Eine übermäßige Natriumaufnahme durch Kochsalz führt zu einer Anreicherung von Natrium und Wasser im Körper.

- **Aktivierung des Renin-Angiotensin-Systems**

  Durch die Daueraktivierung des Sympathischen Nervensystems wird vermehrt Aldosteron ausgeschüttet, das zu einer vermehrten Wiederaufnahme von Natrium und Wasser in den Nieren führt.

- **Chronisch erhöhter Blutinsulinspiegel (Hyperinsulinämie)**

  Bei Hyperinsulinämie wird die Wiederaufnahme von Kochsalz und damit auch von Wasser in den Nieren angeregt. **Insulin behindert also die Kochsalzausscheidung.**

3. Dauerhafte Verengung und Elastizitätsverminderung der Arterien

- **Daueraktivierung des Sympathikus**

  Adrenalin bewirkt auch eine Wachstumsstimulation der glatten Gefäßmuskeln. Folgen sind eine Gefäßmuskelverdickung und eine Gefäßverfettung.

- **Verhärtung der Arterien**

  Besteht seit Jahrzehnten ein Metabolisches Syndrom, kommt es zu einer Verhärtung der Arterien (Arteriosklerose) mit dauerhafter Einengung der Blutgefäße. **Der Bluthochdruck ist damit irreversibel organisch fixiert.**

Therapie

Symptomatische Behandlung
Betarezeptoren-Blocker vermindern durch Blockade kardialer Betarezeptoren das Herzminutenvolumen. Dabei steigt initial reflektorisch der periphere Widerstand an. Dadurch wird die blutdrucksenkende Wirkung teilweise aufgehoben. Außerdem vermindern sie die Reninabgabe der Nieren und reduzieren damit die Bildung von Angiotensin und Aldosteron.
Diuretika wirken hauptsächlich über eine Verminderung des peripheren Widerstands. Initial werden durch Diuretika Plasmavolumen und extrazelluläre Flüssigkeit vermindert. Diuretika steigern jedoch die Reninsekretion der Nieren. Durch eine Kombination mit Beta-Blockern lässt sich diese Wirkung vermindern.
Dihydralazin führt direkt zu einer Erschlaffung der glatten Muskulatur der Arteriolen. Der periphere Gefäßwiderstand wird dadurch um mehr als 50% gesenkt. Reflektorisch wird über eine gesteigerte Sympathikusaktivität das Herzminutenvolumen erhöht. Gleichzeitig wird die Reninsekretion aus der Niere verstärkt, gesteigerte Natrium- und Wasserretention erhöhen das Plasmavolumen. Nebenwirkungen sind Schwellung der Nasenschleimhaut, Diarrhoe, Erbrechen, Schwindel, Kopfschmerzen und unter Umständen Psychosen.

Vorbeugung und ursächliche Behandlung siehe Seite 141 und 142

3.8.3. Erhöhte Blutfette (Hyperlipidämie)
Unter einer Hyperlipidämie versteht man eine erhöhte Konzentration des Cholesterins, der Triglyceride und der Lipoproteine mit Verschiebung des relativen Anteils der LDL-Fraktion.
Im Allgemeinen wird über einem Blutwert von über 200 mg/dl, dem derzeit empfohlenen Grenzwert, von einem erhöhten Cholesterinspiegel im Blut (Hypercholesterinämie) gesprochen.

Ursachen

1. Erhöhter Cholesterinspiegel (Hypercholesterinämie)

- **Zufuhr von gesättigten und gehärteten Fettsäuren**
  Gesättigte Fettsäuren regen die Cholesterinproduktion in der Leber an.
- **Vermehrter Zuckerkonsum**
  Zucker senkt die HDL-Cholesterinkonzentration im Blut.
- **Mangel an Nahrungsfasern (Ballaststoffen)**
  Ein Mangel an Nahrungsfasern aus Obst, Gemüse, Hafer und Hülsenfrüchten erhöht den Cholesterinspiegel, da Cholesterin nicht im Darm gebunden und über den Stuhl ausgeschieden wird.
- **Mangel an Mikronähstoffen**
  Niacin (Vitamin B3) senkt in Form von Nikotinsäure den Spiegel von verschiedenen Fetten im Blut. Zu diesen Fetten gehören das Gesamt-Cholesterin und das LDL-Cholesterin. Zur gleichen Zeit erhöht Niacin den HDL-Cholesterinspiegel. Auch Vitamin B15 senkt den Cholesterinspiegel.
- **Schilddrüsenunterfunktion (Hypothyreose)**
  Bei Mangel an den Schilddrüsenhormonen (T3, T4) sind die Cholesterinwerte im Blut erhöht.
- **Bewegungsmangel**
  Durch regelmäßige Ausdauerbewegung kann der Gesamtcholesterinspiegel und das schlechte LDL-Cholesterin gesenkt werden. Gleichzeitig steigt das gute HDL-Cholesterin an.

2. Erhöhte Neutralfette (Triglyceride)

- **Vermehrter Zuckerkonsum**
  Durch einen häufigen Verzehr von Zucker und zuckerhaltigen Nahrungsmitteln kommt es infolge einer hohen Insulinantwort in der Leber zu einer vermehrten Bildung von Triglyceriden aus Zucker.
- **Vermehrter Alkoholkonsum**
  Auch Alkohol bewirkt eine vermehrte Bildung von Triglyceriden aus Zucker in der Leber. Deshalb kommt es bei übermäßigem

Alkoholkonsum häufig zu einer Verfettung der Leber.

- **Mangel an Omega 3-Fettsäuren**
  Omega 3-Fettsäuren sind der wirksamste und sicherste Weg, um die Triglyzeride zu senken, besser als alle bisherigen Medikamente.
- **Daueraktivierung des Sympathikus**
  Adrenalin erhöht die freien Fettsäuren im Blut.
- **Insulinresistenz**
  Bei Insulinresistenz werden in der Leber vermehrt freie Fettsäuren in Triglyceride umgewandelt.
- **Übermäßiges Bauchfett**
  Bei einer Bauchfettvermehrung werden bei Stress andauernd freie Fettsäuren ins Blut abgegeben, die in der Leber zu Triglyceriden umgewandelt werden. Auch ein Adiponektin-Mangel und eine vermehrte Produktion von Tumornekrosefaktor Alpha im übermäßigen Fettgewebe erhöhen die Blutfettwerte.
- **Milchhormone** (STH, TRH, TSH, T3, T4) erhöhen den Blutfettspiegel.

Vorbeugung und ursächliche Therapie siehe Seite 141.

3.8.4. „Alters"-Zuckerkrankheit (Diabetes mellitus Typ II)

Definition und Häufigkeit
Die Zuckerkrankheit ist eine Bezeichnung für eine Gruppe von Stoffwechselkrankheiten, deren Leitbefund eine Überzuckerung des Blutes (Hyperglykämie) ist. Man unterscheidet den kindlichen (juvenilen) Typ 1 Diabetes und den eher im Erwachsenenalter auftretenden Typ 2 Diabetes. Ursache des Typ 1 Diabetes ist ein absoluter Insulinmangel.
Beim Typ 2 Diabetes, der aus einer Resistenz der Insulinrezeptoren hervorgeht, besteht zumindest anfangs nur ein relativer Insulinmangel. Bei chronischer Insulinresistenz muss die Bauchspeicheldrüse immer mehr Insulin ausschütten. Allmählich kommt es zur Erschöpfung und zum Untergang der Beta-Zellen der Bauchspeicheldrüse. Aus dem relativen wird dann ein absoluter Insulinmangel.

Der sogenannte Altersdiabetes macht inzwischen über 95% der Zucker-krankheiten aus. Es soll zwar eine gewisse genetische Bereitschaft für einen Alterszucker geben, **er wird jedoch „angefuttert und angesessen" und muss hinter jedem dicken Bauch vermutet werden.** Die meisten Alterszuckerkrankheiten treten bei übergewichtigen Menschen auf, die nicht regelmäßig Sport treiben und zu viel Fett und Zucker essen.

Nach dem Zweiten Weltkrieg 1946 gab es in Deutschland so gut wie keinen Typ 2 Diabetes. Heute leiden in Deutschland ca. 7 Millionen Menschen an dieser Erkrankung, 30-mal so viele wie 1950. Mindestens weitere 6 Millionen Deutsche haben bereits einen Prä-Diabetes, sind mehr oder weniger resistent auf die Wirkung von Insulin. Bei 70% der Prä-Diabetiker muss im Laufe der Jahre mit einem manifesten Diabetes gerechnet werden. **Nach Schätzungen werden im Jahr 2010 in Deutschland etwa 10 Millionen Menschen (jeder Achte) zuckerkrank sein.** Erschreckend ist, dass die Betroffenen immer jünger werden. **In den USA sind ein Drittel der an Typ 2 Diabetes Erkrankten zwischen 10 und 19 Jahre alt.** Der Altersdiabetes ist einerseits einer der Totengräber unseres Gesundheitssystems, andererseits ein „Goldesel" für die Pharma- und Lebensmittelindustrie.

Häufige Spätfolgen des Diabetes sind **Amputationen** (28 000 pro Jahr) bei Durchblutungsstörungen der Gliedmaßen, **Nierenversagen** (4000 Personen werden jährlich wegen des Diabetes dialysepflichtig) und **Erblindungen** (7000 Menschen pro Jahr in Deutschland).

Ursachen für eine Insulinresistenz siehe auch 2.2.4. Seite 73.

Vorbeugung und ursächliche Behandlung des Metabolischen Syndroms

Ziele:
- Abbau der Dominanz des Sympatischen Nervensystems in Ruhe und bei leichter körperlicher Belastung
- Beseitigung der Insulinresistenz.

Maßnahmen:

- ❖ **Erhebliche Einschränkung des Konsums von Zucker, Weißmehlprodukten, gesättigten Fetten** (Fleisch, Wurst, Milchprodukte) **und Kochsalz**
- ❖ **Vermehrter Verzehr von Ballaststoffen** (Obst, Gemüse, Hülsenfrüchten), **Omega 3-Fettsäuren** (Fisch, Fischölkapseln, Leinsamen, Nüssen, Rapsöl) **sowie Vitamin B15 und B17** (Beeren, Leinsamen, Hülsenfrüchte, Walnüsse, Hirse, bittere Aprikosenkerne)
- ❖ **Regelmäßige Ausdauerbewegung**
- ❖ **Stressabbau**
  - Reduktion von Stressquellen und Entspannungsmethoden
  - Rauchen einstellen.

Zusätzliche Maßnahmen bei Fettleibigkeit und erhöhten Blutfetten

- ❖ **Kohl und Vollkornweizen,** die den Fettabbau und die Schilddrüse hemmen, **meiden**
- ❖ **Möglichst wenig Milchprodukte**
  Besonders Molke (Beta-Kasein) erhöht die Insulinausschüttung mehr als Kohlehydratmahlzeiten
- ❖ **Mäßiger Alkoholkonsum**

Zusätzliche Maßnahmen bei Bluthochdruck

- ❖ **Einschränkung der Zufuhr von Omega 6-Fettsäuren** (Fleisch, Wurst, Milchprodukte, Sonnenblumenöl).

3.9. Überreaktionen des Immunsystems

3.9.1. Allergien

Definition

Eine Allergie ist eine abnorme Reaktion des Immunsystems gegenüber einer Substanz, die normalerweise nicht schädlich ist. Es erkennt dann harmlose Substanzen (Allergene) als fremd. Durch die Antigen-Antikörper-Reaktion löst das Allergen im Organismus eine Überempfindlichkeitsreaktion aus, die zu Gewebe- und Zellschäden führt. Die Antikörper setzen sich an Mastzellen und basophilen Zellen fest und führen zur Freisetzung von Entzündungsboten wie Histamin, Leukotrinen und Prostaglandinen. Folgen sind Bronchialverengung, Juckreiz und Blutdruckabfall. Häufige Allergene sind körperfremde Proteine, Pollen, Staub, Tierhaare, Insektenstiche, Medikamente, zum Beispiel Salicylate und Penicillin.

Heuschnupfen (Allergische Rhinitis)

Es handelt sich um eine allergische Erkrankung der Schleimhäute der Augen, der Nase und der Luftröhre. **Schätzungsweise 10 bis 20% der Bevölkerung,** vor allem Jugendliche und jüngere Erwachsene, **sind davon betroffen.** Im Laufe der Jahre kann sich der Heuschnupfen bis zum allergischen Asthma verschlimmern.

Bronchialasthma (Asthma bronchiale)

Beim Bronchialasthma besteht eine chronisch entzündliche Erkrankung der Atemwege mit Hyperreagibilität des Bronchialsystems und variabler Atemwegsobstruktion. Nahrungsmittel wie Nüsse oder Milchprotein können Asthma auslösen. Alkohol kann zusätzlich Histamin freisetzen. Ein hoher Kochsalzkonsum macht die Atemwege gegenüber der Histamin-Freisetzung empfindlicher.

Nahrungsmittel-Unverträglichkeit (Allergie)
Die häufigsten Auslöser von Nahrungsmittel-Unverträglichkeiten sind Milchprodukte, Weizen, Mais, Zitrusfrüchte und Kaffee.
Von einem gesunden Darm werden normalerweise körperfremde Eiweiße, Allergene, Toxine und Stoffe aus Gärungs- und Fäulnisprozessen im Darm zurückgehalten. Wenn bei geschädigtem Darm unvollständig verdaute Nahrungsproteine in die Blutbahn eintreten und als Allergene identifiziert werden, können Autoimmunreaktionen entstehen. **Eine Milchallergie ist oft der Vorläufer für weitere Nahrungsmittelallergien.**

3.9.2. Autoimmunerkrankungen

Definition und Häufigkeit
Bei Autoimmunerkrankungen richtet sich das Immunsystem nicht gegen eindringende Mikroben, sondern gegen den Körper selbst. Körpereigenes Gewebe wird als „fremd" angesehen und von T-Lymphozyten angegriffen. Jedes Organ kann betroffen sein. Als Folge kommt es zu schweren Entzündungsreaktionen in den betroffenen Geweben. **Inzwischen sind mehr als 80 Autoimmunerkrankungen bekannt.** Die Ursachen gelten bis heute als weitgehend unbekannt. Anerkannte Hypothesen gehen davon aus, dass Autoimmunerkrankungen durch die Kombination von angeborener „Empfindlichkeit" (genetische Disposition) und ungünstigen Umweltfaktoren wie starker Stress, Infektionen (molekulare Mimikry), Medikamente, Schwangerschaft usw. entstehen.

Interessante eingrenzende Erkenntnisse bei Autoimmunerkrankungen
- Lediglich beim Diabetes mellitus Typ I besteht ein leichtes Überwiegen des männlichen Geschlechts (55%). **Bei den anderen Autoimmunerkrankungen überwiegen weibliche Personen bei weitem,** zum Beispiel bei Multipler Sklerose 2,5 zu 1, beim Morbus Basedow 7 zu 1.
- **Die Inzidenz der Autoimmunerkrankungen ist in Europa und in den USA deutlich höher als in China oder Japan.**
- Bei Autoimmunerkrankungen beträgt die Konkordanz bei eineiigen Zwillingen etwa 35%, bei Zöliakie jedoch 90%.

- Mit Ausnahme des Diabetes mellitus Typ 1 manifestieren sich die Autoimmunerkrankungen zwischen dem 15. und 40. Lebensjahr.
- Die deutlich geringere Allergierate in der ehemaligen DDR gegenüber dem Westen wurde damit begründet, dass in der DDR die Kinder früher in Tagesgrippen kamen. In Finnland sind Allergien und Autoimmunerkrankungen jedoch sehr häufig, obwohl Kinder noch früher als in der DDR in Tagesgrippen kommen.
- In Neuseeland sind Allergien und Autoimmunerkrankungen häufiger auf dem Lande als in der Stadt. Diese Tatsache widerspricht der Theorie, dass früher Kontakt mit Schmutz vor Autoimmunerkrankungen schützen soll. Finnland und Neuseeland ist ein hoher pro Kopf Verbrauch an Milchprodukten gemeinsam.

Ursachen von Allergien und Autoimmunerkrankungen

Menschen mit der Blutgruppe 0 erkranken deutlich häufiger an Allergien und Autoimmunerkrankungen, da sie von Natur aus eher ein überaktives Immunsystem haben. **Die Notwendigkeit von Impfungen sollte bei ihnen deshalb besonders abgewogen werden.**

1. <u>Überaktivierung des Immunsystems</u>

- **Chronische Übersäuerung**
  Im chronisch übersäuerten Körper reagiert ein daueraktiviertes Immunsystem auf harmlose Stoffe aus der Umwelt. Basisches Kalzium wird vermehrt zur Neutralisation der Säuren über den Urin ausgeschieden. Kalziummangel fördert die Allergieneigung.

- **Daueraktivierung des Sympathikus**
  Der durch Übersäuerung, chronischen Stress und Bewegungsmangel daueraktivierte Sympathikus fördert Entzündungsvorgänge und führt zur vermehrten Ausschüttung von Histamin.

- **Zu hohe Zufuhr von Omega 6-Fettsäuren**
  Besonders Fleisch- und Wurstwaren (Leberwurst), Eier, Käse, Margarinen, Maiskeim-, Distel-, Sonnenblumen- und Frittieröle enthalten große Mengen an Arachidonsäure und Linolsäure.

2. Zufuhr von allergen wirkenden Eiweißen

- **Milchbestandteile**

  Milchprodukte enthalten Eiweiße und Eiweißspaltprodukte (Peptide), gegen die das Immunsystem, weil sie artfremd sind, Antikörper bildet. Diese Antikörper greifen auch Körpereiweiße, die eine ähnliche Struktur haben, an **(Molekulare Mimikry)**. Besonders allergen ist das **Beta-Laktglobulin,** da es nicht in der Muttermilch vorkommt.

- **Weizenkeimlektin (Triticum aestivium Agglutinin)**

  Das Weizenkeimeiweiß hat Einfluss auf IgE-Antikörper und fördert die Schleimproduktion.

- **Kartoffel- und Tomatenlektine (Galanthus nivalis Agglutinin, Lycopersicon esculentum Agglutinin)**

  Lektine von Nachtschattengewächsen lagern sich im Gewebe um die Gelenke ein. Sie binden sich auch vorzugsweise an Nervengewebe.

3. Durchlässigkeit der Darmwand für Allergene

- **Schädigung der Darmflora (Darmdysbiose)**

  Chronische Übersäuerung, übermäßiger Zuckerverzehr, tierische Fette, eiweißreiche Kost, wenig Ballaststoffe und Geschmacksverstärker schädigen nützliche Darmbakterien und fördern die Ausbreitung von schädlichen Bakterien und Pilzen.

- **Laktoseintoleranz bei Laktasemangel und Glutenunverträglichkeit**

  Eine Störung der Darmflora und Entzündungen der Darmschleimhaut machen die Darmwand durchlässiger für allergene Substanzen, die bei intakter Darmwand nicht in das Blut gelangen würden.

4. Förderung von Entzündungen

- **Übergewicht der entzündungsfördernden Archidonsäure (Omega 6-Fettsäure)**
- **Mangel an Amygdalin (Vitamin B17)**

  Die Benzoesäure, ein Abbauprodukt des Amygdalins wirkt entzündungshemmend.

- **Chronische Übersäuerung**

146

- **Vermehrte Produktion von Interleukin 6 und TNF-Alpha sowie verminderte Produktion von Adiponektin im übermäßigen Fettgewebe.**
- **Mangel an Vitamin B2, B3, C, E, Folsäure, Magnesium, Kalium, Selen, Chrom und Zink**
  Das Vitamin C ist ein natürliches Antihistaminikum. Der Histaminspiegel im Blut korreliert invers mit dem Vitamin C-Plasmaspiegel. Vitamin C vermindert auch die Durchlässigkeit von Zellmembranen und entzündliche Gewebeschwellungen.

Therapie

Symptomatische Behandlung
Nichtsteroidale Medikamente wie Salicylate erhöhen die Fähigkeit der Allergene, die Darmwand zu durchqueren und in die Blutbahn einzutreten.

Vorbeugung und ursächliche Behandlung von Allergien und Autoimmunerkrankungen
Ziele:
- Beruhigung des Immunsystems
- Vermeidung von Allergenen
- Wiederherstellung einer gesunden Darmflora
- Verminderung der Entzündungsneigung

Maßnahmen:
- ❖ **Milchprodukte meiden**
- ❖ **Vorsicht vor Weizenvollkornprodukten und Nachtschattengewächsen** (Kartoffel, Tomate, Paprika)
- ❖ **Wurstwaren, Sonnenblumen- und Distelöl meiden, nur wenig Fleisch** (1-2 Mal pro Woche)
- ❖ **Vermehrter Verzehr von Fisch, Leinsamen, Walnüssen, Rapsöl, Beeren, Hülsenfrüchten, Hirse und bitteren Aprikosenkerne**

❖ **Zuckerkonsum einschränken**
❖ **Stressabbau**
- Reduktion von Stressquellen und Entspannungsmethode
- Rauchen einstellen
- Regelmäßige Ausdauerbewegung

3.9.2.1. Jugendliche Zuckerkrankheit (Diabetes mellitus Typ I)

Definition, Häufigkeit und Epidemiologie

Ursache des Typ 1 Diabetes ist ein Insulinmangel. Einerseits durch das Verbleiben der Glukose im Blut und andererseits durch die ungebremste Glukoseneubildung in der Leber (Glukoneogenese) kommt es bei Insulinmangel zu einem erhöhten Blutzuckerspiegel. Insulinmangel führt auch zu einem Substratmangel in den Zellen, zu extremem Wasser und Nährstoffverlust, zu einer Übersäuerung des Blutes und zur Gewichtsabnahme.

Beim Typ 1 Diabetes zerstört das körpereigene Immunsystem im Rahmen einer Entzündungsreaktion die insulinproduzierenden Betazellen der Bauchspeicheldrüse. Diese Entzündungsreaktion setzt wahrscheinlich bereits im frühen Kindesalter ein. Bereits 10 Jahre vor Ausbruch der Zuckerkrankheit sind Inselzellantikörper nachweisbar. Wenn 80 bis 90% der Betazellen zerstört sind, manifestiert sich der Diabetes.

In einer finnischen Studie hatten alle 142 Kinder, die an Typ 1 Diabetes litten, Antikörper gegen das Rinderserumalbumin entwickelt. Das Risiko, an einem Typ 1-Diabetes zu erkranken, korreliert außerdem signifikant mit dem Konsum von Beta-Kasein A1. Eine ausschließliche Ernährung von Säuglingen mit Muttermilch in den ersten vier Lebensmonaten soll einen protektiven Effekt gegen die Bildung von Antikörper gegen das Rinder-Beta-Kasein haben.

Die Häufigkeit dieser vorwiegend zwischen dem 0. und 30. Lebensjahr auftretenden Erkrankung hat weltweit zugenommen. In Europa leiden etwa 3,4% der Kinder und Jugendlichen an einem Typ 1 Diabetes. **Die Häufigkeit der Neuerkrankungen pro Jahr (Inzidenz) schwankt von 0,1 pro 100 000 Einwohner in China und Venezuela bis 40 pro 100 000 Einwohner in Finnland.** In westlich orientierten Gegenden Chinas ist die Inzidenz jedoch deutlich höher. In Deutschland, wo ein Nord-Süd-Gefälle besteht, sind etwas 200 000 Menschen von dieser Erkrankung betroffen. **In der ehemaligen DDR betrug vor der Wende trotz hoher Umweltverschmutzung und fettreicherer Ernährung die Inzidenz nur 7 pro 100 000 Einwohner (in Westdeutschland 14 pro 100 000 Einwohner).** Nach der Wiedervereinigung ist die Erkrankungshäufigkeit in den neuen Bundesländern stärker angestiegen.

3.9.2.2. Chronisch entzündliche Darmerkrankungen (Morbus Crohn, Colitis ulcerosa)

Definition und Epidemiologie

Bekannte entzündliche Darmerkrankungen sind der Morbus Crohn und die Colitis ulcerosa. Der Morbus Crohn ist eine chronische, unspezifische Darmentzündung, die alle Abschnitte des Magen-Darm-Traktes befallen kann. Bei der Colitis ulcerosa handelt es sich um eine chronisch-rezidivierende Entzündung des Dickdarms, die mit Geschwüren der Schleimhaut (Mukosa) und Unterschleimhaut (Submukosa) einhergeht. Bei der Colitis ulcerosa werden vermehrt Autoantikörper gefunden.

Eine japanische Studie von 1996 belegt, dass die Häufigkeit von Morbus Crohn positiv mit dem Verzehr von tierischen Proteinen, insbesondere Milchprodukte, korreliert. Der Verzehr von Fischprotein ist nicht positiv, der Verzehr von pflanzlichem Eiweiß sogar negativ korreliert.

Es besteht eine höhere Inzidenz von beiden Erkrankungen in Nordeuropa im Vergleich zu Südeuropa.

Die oft bei beiden Erkrankungen verordneten **Glucocorticoide** fördern den Eiweißabbau, unterdrücken die Proteinsynthese, vermindern die Wundheilung und wirken Vitamin D-antagonistisch. Sie hemmen auch die intestinale Kalziumresorption. Unter Glucocorticoiden ist der Vitamin C-Bedarf erhöht.

Butyrat, das von nützlichen Darmbakterien (Eubakterien) aus Ballaststoffen gebildet wird, hemmt entzündliche Botenstoffe wie Tumornekrose-Faktor-Alpha.

3.9.2.3. Multiple Sklerose

Definition, Häufigkeit und Epidemiologie

Die Multiple Sklerose ist eine chronisch-fortschreitende, in Schüben verlaufende Autoimmunerkrankung des Zentralen Nervensystems (ZNS). Es kommt zum Untergang der Nervenscheiden in Gehirn und Rückenmark. **In Deutschland sind etwa 120 000 Menschen von der Krankheit betroffen, jährlich treten 3000 – 4000 Neuerkrankungen auf.** Die Wahrscheinlichkeit an Multipler Sklerose zu erkranken ist bei Frauen 2-3-mal höher als bei Männern. Die Erkrankung beginnt meistens im Alter zwischen 15 und 40 Jahren.

Die allgemeine Ernährungsweise in den Zonen großer Verbreitung der Multiplen Sklerose hat einige gemeinsame Merkmale, **die vor allem einen hohen Verbrauch an Milchprodukten, Getreide und gesättigten Fetten umfassen.** Er ist bei allen Dreien wesentlich höher als in Zonen geringerer Verbreitung. **In den besonders stark betroffenen Regionen ist die Ernährung arm an Fisch, Obst und Gemüse sowie reich an Milchprodukten.** Länder mit einem hohen Fischkonsum haben eine deutlich niedrigere Erkrankungsrate. Es ist bekannt, dass Omega 3-Fettsäuren aus fettem Fisch zum Aufbau der Nervenscheiden (Myelinscheide) beitragen.

Die geringe Anzahl der Erkrankungen (nahezu null) in äquatorialen Regionen soll nach Auffassung einiger Autoren mit der Sonnenlichtexposition und der körpereigenen Vitamin D-Herstellung in Verbindung stehen. Bei Multiple Sklerose-Patienten findet man häufig niedrige Vitamin D-Werte. Glutamat, ein Geschmacksverstärker, ist erwiesenermaßen neurotoxisch. Es soll sowohl die Alzheimererkrankung als auch die Multiple Sklerose fördern. **Die Häufigkeit von Multipler Sklerose ist bei Eskimos in Alaska niedriger als bei der kaukasischen Bevölkerung gleicher Breite.** Bei den Ureinwohnern Südafrikas ist die Multiple Sklerose deutlich seltener als bei Südafrikanern europäischer Abstammung. **Ein Ortswechsel nach dem 15. Lebensjahr führt zu einem Multiple Sklerose-Erkrankungsrisiko vergleichbar mit dem Herkunftsland.** Auf den Färoer-Inseln war bis 1939 kein Fall von Multipler Sklerose bekannt. Nach Einmarsch britischer Truppen erkrankten zwischen 1943 und 1960 um das Militärlager herum 24 Menschen an einer Multiplen Sklerose.

Pathogenes der Multiplen Sklerose

Bei gesunden Menschen sind Immunzellen nicht in der Lage, die verstärkten Kapillarwände der Blut-Hirn-Schranke zu passieren und ins Hirngewebe einzudringen. **Bei Multipler Sklerose kann das Durchbrechen der Blut-Hirn-Schranke als primärer Krankheitsprozess angesehen werden.** Dies scheint deshalb wichtig, weil viele Menschen Immunzellen in sich tragen, die auf das Gehirngewebe reagieren, aber nur wenige entwickeln ein Multiple Sklerose. Man vermutet, dass ein hoher Verbrauch an gesättigten Fetten zur Formierung von Mikroembolien führen kann. Diese Mikroembolien verursachen dann die Schädigung der Bluthirnschranke. Auch Mastzellen können an der Regulierung der Durchlässigkeit der Blut-Hirn-Schranke beteiligt sein (Typ I-Allergie).

Der zweite Teil der Pathogenese ist die Aktivierung der autoreaktiven T-Helferzellen, die mit dem Protein des Zentralen Nervensystems (ZNS) reagieren (Typ IV-Hypersensibilität). **Nahrungsmittel können die Aktivierung von T-Zellen gegen verschiedene Eigenproteine auslösen (Molekulare Mimikry).** Zum Beispiel haben Getreideproteine Aminosäuren-Übereinstimmungen mit menschlichem Gelenkgewebe (Prokollagen).

Die Aktivierung von T-Zellen gegen Proteine des Zentralen Nervensystems und der Zusammenbruch der Blut-Hirn-Schranke machen also eine Demyelinisierung im Gehirn möglich.

Quelle

Embry A: F., Wahrscheinliche Ursache für Multiple Sklerose, www. Atelier-pe.de / embry.htm.

3.9.2.4. Erkrankungen aus dem rheumatischen Formenkreis

Definition und Häufigkeit

Unter Rheuma wird eine Vielzahl von unterschiedlichen Erkrankungen des Bindegewebes, die vor allem die Gelenke und die sie umgebenden Weichteile betreffen, zusammengefasst. Dazu zählen zum Beispiel die rheumatoide Arthritis, der Morbus Bechterew und die Arthrose.

Nach Angaben der Rheuma-Liga leiden in Deutschland mehr als 4 Millionen Menschen an Rheuma, wobei Frauen etwa dreimal so häufig betroffen sind wie Männer. 30% der über 55 jährigen Frauen sollen Rheuma haben. Die Neuerkrankungsrate beträgt 70 pro 100 000 Einwohner.

Pathogenese

Eicosanoide, die durch Oxidation aus der Omega 6-Fettsäure Arachidonsäure gebildet werden, sind maßgeblich am Entzündungsprozess beteiligt.

Antioxidativ wirkende Mikronährstoffe, wie Vitamin C, E und Selen, vermindern die Oxidation der Arachidonsäure und schützen die entzündeten Gewebe vor Sauerstoffradikalen.

Fasten führt zu einer signifikanten Verbesserung der Krankheitssymptomatik. Das gleiche gilt für vegane Ernährung. Mit einer üblichen Mischkost werden täglich 300 bis 400 mg Arachidonsäure aufgenommen, während pro Tag nur etwa 0,1 mg verbraucht werden.

Die Omega 3-Fettsäure EPA hemmt aufgrund ihrer strukturellen Ähnlichkeit mit der Arachidonsäure kompetitiv die Bildung entzündungsfördernder Eicosanoide. Makrophagen lösen durch Freisetzung von Zytokinen wie Interleukin 1 und Tumornekrosefaktor-Alpha die akute Phase der Entzündung aus. EPA reduziert die Ausscheidung dieser Zytokine.

Bei rheumatischen Erkrankungen sind die Vitamin E-Spiegel in der Synovialflüssigkeit der entzündeten Gelenke häufig erniedrigt. Vitamin C ist essenziell für ein stabiles Bindegewebe. Es regeneriert auch das Vitamin E.

Substitution von Mikronährstoffen (pro Tag)
- 3-4g Omega 3-Fettsäuren (Fischölkapseln), 100 ug Selen,
- 1-2g Vitamin C, 200-400 mg Vitamin E, 15 mg Zink
- 1 bitterer Aprikosenkern pro 5 kg Körpergewicht.

3.10. Arterienverkalkung (Arteriosklerose)

Definition

Unter Arteriosklerose versteht man eine Systemerkrankung der Schlagadern (Arterien), die zu Ablagerungen von Blutfetten, Thromben, Bindegewebe und Kalk in den Gefäßwänden führt. **Sie ist also ein entzündlicher Verfettungs- und Verkalkungsprozess der Arterienwände.**

Nach der „Response-to-inpery"-Hypothese von Rusell Ross beginnt der arteriosklerotische Prozess durch eine Verletzung der Intima, der obersten, an das Blut angrenzende Arterienwandschicht. Die Verletzung der Endothelschicht hat zwei schwerwiegende Folgen:

1. Durch Wachstumsfaktoren bzw. Zytokinine kommt es zur Wucherung (Proliferation) und Wanderung (Migration) von glatten Muskelzellen aus der Media in die Interna.
2. Durch Fetteinlagerung, besonders oxidiertes LDL - Cholesterin, das als körperfremder Schadstoff angesehen wird und von angelockten Fresszellen (Makrophagen) aufgenommen wird, bilden sich Schaumzellen in Intima und Media, die Entzündungsreaktionen mit Kalkeinlagerungen verursachen.

Aufgrund von Bindegewebswucherung, intra- und extrazellulärer Einlagerung von Cholesterin, Fettsäuren und Kalk sowie Akkumulation von Kollagen und Proteoglykanen kommt es zu herdförmigen Gewebeveränderungen (Plaques) und zu einer Verhärtung und Verdickung der Gefäße, die einhergehen mit Verengungen und Elastizitätsverlust. Schließlich führt ein Blutgerinnsel (Thrombose) zum vollkommenen Verschluss mit Untergang des nachfolgenden Gewebes. Im Herzen kommt es zum Herzinfarkt, im Gehirn zum Schlaganfall.

Arteriosklerosepatienten haben vermehrt Antikörper gegen Xanthinoxidase und Milchproteine im Blut.

Menschen mit der Blutgruppe A haben wegen vermehrter Thromboseneigung bei stärkerer Blutgerinnung ein erhöhtes Risiko für Herz-Kreislauf-Erkrankungen.

Ursachen

1. <u>Gefäßendothelschäden</u> entstehen durch

- **Bluthochdruck**
- **einen erhöhten Blutzuckerspiegel**
- **einen erhöhten Homocystein-Spiegel**
  Homocystein fällt beim Abbau der Aminosäure Methionin an. Tierische Eiweiße (Milchprodukte, Fleisch und Wurstwaren) enthalten dreimal soviel Methionin pro Gewichtseinheit wie pflanzliches Eiweiß und haben weit weniger Vitamin B6 und Folsäure zu bieten. Eine erhöhte Methioninzufuhr und ein Mangel an Vitamin B6, B12 und Folsäure führen zu einer Anreicherung von Homocystein im Blut.
- **Kohlenmonoxid (CO) im Tabak**
- **Milchenzyme**
  Das Enzym Xantinoxidase, das durch Homogenisierung verfügbar wird, löst Fettbestandteile in Gefäßen und Herz auf.

2. <u>Wanderung von glatten Muskelzellen aus der Media in die Interna</u>

- **Wachstumsfaktoren der Milch**
  IGF1 und andere Wachstumsfaktoren verstärken die Wucherung und Wanderung von glatten Muskelzellen aus der mittleren in die innere Gefäßwand.

3. <u>Fetteinlagerung in die Gefäßwand</u>

- **Erhöhte Cholesterinwerte**
  Besonders ein Missverhältnis zwischen den Lipoproteinen HDL und LDL fördert die Fetteinlagerung in die Gefäßwand.
- **Erhöhter Homocystein-Spiegel im Blut**
- **Ein Mangel an Obst und Gemüse**
  Ein Mangel an Antioxidanzien hat eine vermehrte Oxidation von LDL-Cholesterin und anderen Fetten zur Folge.

4. Förderung von Entzündungsprozessen

- **Chronische Übersäuerung des Organismus**
  Säureablagerungen im Bindegewebe der Gefäße fördern Entzündungsprozesse.
- **Deutliches Übergewicht von Omega 6-Fettsäuren in der Ernährung**
- **Adiponektin-Mangel bei übermäßigem Fettgewebe**
  Das Hormon Adiponektin hat antiatherogene und antiinflammatorische Wirkung.
- Mangel an Mikronährstoffen wie Vitamin B2, B3, Folsäure, C, E, Magnesium, Kalium, Selen, Chrom, Zink.

Therapie

Vorbeugung und ursächliche Behandlung der Arteriosklerose
Ziele:
- Gefäßendothelschaden vermeiden
- Wucherung und Wanderung von glatten Muskelzellen verhindern
- Fetteinlagerung in die Gefäßwände vermeiden
- Entzündungsprozesse einschränken

Maßnahmen:
- ❖ **Metabolisches Syndrom** (Bluthochdruck, erhöhte Blutfette, Insulinresistenz, erhöhtes Körperfett) **vermeiden bzw. beheben**
- ❖ **Milchprodukte meiden, tierische Eiweiße (Fleisch, Wurst) stark einschränken**
- ❖ **Vermehrter Verzehr von Obst, Gemüse, Fisch, Leinsamen, Nüssen, Raps- und Leinöl**
- ❖ **Rauchen abgewöhnen.**

3.11. Grauer Star (Katarakt)

Definition und Häufigkeit

In den westlichen Industrienationen gehört eine Linsentrübung im Alter zu den Hauptursachen für das Nachlassen der Sehkraft. **Allein in Deutschland werden jährlich etwa 400000 Menschen aufgrund einer Trübung der Augenlinse operiert.** Die Ernährung scheint eine ätiologische Schlüsselrolle zu spielen. Beim grauen Star kommt es zu einer oxidativen Veränderung in der Struktur der Linsenproteine. Die Trübungen werden also durch oxidative Prozesse verursacht. UV-Licht und Stoffwechselstörungen, wie Diabetes mellitus, sind maßgeblich an der Pathogenese des Katarakts beteiligt. Dabei führt die Oxidation von Linsenproteinen durch Sauerstoffradikale und die Störung der enzymatischen Beseitigung von geschädigtem Linsenmaterial zu dessen Anreicherung in der Augenlinse und damit zur vorzeitigen Linsentrübung.

Ursachen

Oxidative Veränderungen der Linsenproteine

- **Anreicherung von Galaktose in der Augenlinse bei Galaktokinasemangel**
- **Glukoseverwertungsstörung bei Diabetes mellitus**
- **Photooxidation durch Sonnenlicht**
  UV-Strahlen oxidieren Linsenproteine und beeinträchtigen Enzyme, die geschädigte Proteine aus der Augenlinse entfernen können.
- **Mangel an antioxidativen Vitaminen**
  Die Antioxidanzien Vitamin A, C, E und **Carotinoide** bieten einen Schutz
- **Mangel an Zink**
  Eine verminderte Glukoseverwertung mit ihren Folgereaktionen spielt bei der Kataraktgenese eine wichtige Rolle. Zinkmangel beeinträchtigt ein Schlüsselenzym des Kohlehydratabbaus in der Linse
- **Verminderter Antioxidatienspiegel**
  durch falsche Ernährung, Rauchen, Alkohol und Krankheit.

- **Nichtenzymatische Verzuckerung von Proteinen (Prote-inglykosilierung)**
- Arzneimittel (Kortikoide)

Therapie

<u>Vorbeugung und ursächliche Behandlung</u>
Ziel:
- Verhinderung der Oxidation der Linsenproteine.

Maßnahmen:
- ❖ **Milchprodukte meiden**
- ❖ **Konsum von Zucker und tierischen Fetten ein-schränken**
- ❖ **Körperfett reduzieren**
- ❖ **Vermehrter Verzehr von Obst und Gemüse**
- ❖ **Rauchen aufgeben, Alkoholkonsum einschränken**
- ❖ **Stressabbau**
- ❖ **Schutz der Augen vor UV-Strahlen.**

3.12. Vermehrtes Zellwachstum und Krebserkrankungen

3.12.1. Gutartige Prostatavergrößerung (Prostatahyperplasie) Gutartige Veränderungen der Brustdrüsen (Mastopathie)

Prostatavergrößerung

Es handelt sich um eine gutartige Vergrößerung der Prostata durch Vermehrung (Proliferation) der ansonsten unauffälligen Zellen. Von der Vermehrung sind sowohl die Drüsen, als auch das Zwischengewebe (Bindegewebe, Muskulatur) betroffen. **50% der über 50 jährigen Männer entwickeln eine urodynamisch relevante Prostatahyperplasie.** Drei Viertel der Männer um die 70 Jahre leiden unter einer gewissen Vergrößerung der Prostata. **Mit ihrer hohen Inzidenz gilt sie als Volkskrankheit.**

Vorbeugung ist durch ballaststoffreiche, kalorien- und fettmodifizierte Ernährung möglich. Übergewicht, Bewegungsmangel und unregelmäßige Blasen- und Darmentleerung (Obstipation) fördern die Krankheit. Bewegung steigert die optimale Blutversorgung. Risikofaktor ist auch Alkohol.

Mastopathie

Die Mastopathie ist eine durch hormonelle Dysfunktion ausgelöste diffuse proliferative Erkrankung des Drüsenparenchyms, die immer beide Brüste betrifft. Sie ist häufig bei Frauen mit labiler Zyklusfunktion und hat im Klimakterium die stärkste Ausprägung. **Einfache mastopathische Veränderungen finden sich bei etwa der Hälfte aller Frauen im geschlechtsreifen Alter.**

Ursachen

Gutartige Zellvermehrungen

- Vermehrtes Zellwachstum und verminderter Zelltod (Apoptose) durch **Wachstumsfaktoren der Milch.**
- **Erhöhte Östrogen-Blutspiegel** durch hormonaktives Fettgewebe und Östrogene der Milch fördern das Zellwachstum.

- Tierische Fette fördern, kaltgepresste Pflanzenöle vermindern die Zellvermehrung
- Auch eine Cadmium-Belastung im **Zigarettenrauch** kann die Zellvermehrung anregen.

Therapie

<u>Vorbeugung und ursächliche Behandlung</u>
Ziele:
- Verhinderung der übermäßigen Zellvermehrung
- Senkung des Östrogen-Blutspiegels.

Maßnahmen:
- ❖ **Milchprodukte und tierische Fette meiden**
- ❖ Vermehrter Verzehr von fettem Fisch, Walnüssen, Raps- und Leinöl
- ❖ Regelmäßiger Verzehr von Sojaprodukten (Phytoöstrogene)
- ❖ Rauchen aufgeben
- ❖ Regelmäßige Ausdauerbewegung.

3.12.2. Krebserkrankungen

<u>Definition, Häufigkeit und Epidemiologie</u>
Krebs hat sich zu einer Geißel der Menschheit entwickelt. **Jedes Jahr erkranken 10 Millionen Menschen auf der Welt an Krebs, und 7 Millionen Todesfälle gehen auf das Konto dieser Krankheit.** 12% der weltweit registrierten Sterbefälle sterben somit an Krebs.

Krebs ist eine chronische Krankheit. Pathologische Untersuchungen haben gezeigt, dass bei einer sehr großen Zahl von Verstorbenen, die an einer anderen Todesursache als Krebs starben, klinisch nicht entdeckte Mikrotumoren im Gewebe verborgen waren. 98% der Untersuchten wiesen kleine Tumoren der Schilddrüse auf, 40% hatten Prostata- und 33% Brusttumore.

Wie bereits oben beschrieben, erkranken Asiaten gegenüber US-Amerikanern und Europäern wesentlich seltener an Brust-, Prostata-, Lungen- und Darmkrebs. Die Analyse der Biopsien an asiatischen und westlichen Bevölkerungen zeigt jedoch, dass die Anzahl der Zellen, die dabei waren, sich zu Krebszellen zu entwickeln (prämaligne Zellen), in beiden Bevölkerungsgruppen exakt gleich hoch ist. **Das weist darauf hin, dass Lebensgewohnheiten wie die Ernährung eine entscheidende Rolle dabei spielen, ob diese Mikrotumore ein klinisches Stadium erreichen.** Latente Tumoren können anscheinend nur wachsen, wenn sie ein für ihr Wachstum günstiges Milieu vorfinden. **Durch die richtige Ernährung kann auch ein erhöhtes genetisches Krebsrisiko ausgeglichen werden.** Eine Umfrage zeigte jedoch, dass weniger als die Hälfte der Befragten glaubt, dass sie durch ihre Ernährung das Risiko einer Krebserkrankung beeinflussen können.

Die Schulmedizin hält immer noch an der **Mutations-Theorie** fest, obwohl zahlreiche Forschungsergebnisse dagegen sprechen. Nach dieser Theorie führen durch äußere Faktoren bedingte Veränderungen (Mutationen) des Erbguts (DNA) dazu, dass sich die Zelle der endogenen Wachstumskontrolle entzieht und sich unkontrolliert vermehrt. Mc Kinney tauschte 1969 den Zellkern einer Eizelle des Leopardenfrosches gegen den bösartigen Zellkern einer Krebszelle aus. Doch nach ihrer Befruchtung kamen völlig gesunde Frösche zur Welt. **Auch Krebszellen, deren Kern man durch den Zellkern einer Nicht-Krebszelle ersetzt, behalten ihre bösartigen Eigenschaften.** Zahlreiche Fragen zur etablierten Krebstheorie können von der Schulmedizin nicht beantwortet werden:

Warum bekommt unser Herz keinen Krebs?

Warum sind wir nicht in der Lage, trotz modernster Labortechnik, Metastasen grundsätzlich im Blut festzustellen?

Warum wird das Blut von Blutspendern nicht auf Mikrometastasen untersucht?

Warum gibt es fast immer nur Metastasen in der Leber, der Lunge, im Kopf und in den Knochen?

Alternative Krebstheorien

Gemeinsam ist den alternativen Krebstherapien, dass Zellen zu Krebszellen transformieren ohne Strukturdefekte der DNA im Zellkern.

Die Mitochondrien – Theorie

Sie ist die meistverbreitete Theorie in der „nicht konventionellen Szene". Diese Theorie besagt, **dass gestresste Zellen in unserem Körper ihren Stoffwechsel auf Gärung umstellen.** Sie produzieren anstatt 2814 Joule nur noch 192 Joule Energie. Deshalb haben wir ein echtes Energieproblem in unserem Körper. Folgen sind zum Beispiel Tumore. Die erniedrigte Spannung der Zellmembran verursacht, dass kein Sauerstoff mehr in die Zelle gelangt. Entweder stirbt die Zelle oder beginnt damit, ohne Sauerstoff zu leben, in dem sie zukünftig mehr Energie verbraucht als sie selber produziert. Ein Nebenprodukt dieser Entscheidung ist dann auch die Unsterblichkeit der Zelle. Tumore entstehen, weil die alten Zellen nicht absterben. Wegen der ständig hohen Spannung entstehen am Herzen keine Tumore.

Dr. Frydas Adrenalintheorie

Wenn sehr lange Zeit Stress besteht, ist der Körper nicht mehr in der Lage, genügend Adrenalin zu produzieren. Dr. Fryda stellte fest, dass bei Krebspatienten der Adrenalinspiegel sehr niedrig ist. **Insulin überwiegt und überhäuft die Zellen mit Zucker. Bei gleichzeitigem Sauerstoffmangel können die Zellen den Zucker nur noch mit Hilfe von Gärung beseitigen.**

Es entsteht durch Gärung ein viel zu viel an linksdrehender Milchsäure, die erstens die Zellteilungsrate erhöht und zweitens das Säure-Basen-Gleichgewicht im Körper erheblich stört. **Zuckerverbrennung durch höhere Zellteilungsrate und durch Gärung.** Der Tumor wendet bei großem Stress größeren Schaden ab.

Die Theorie der 2. Leber

Mäusen im Krebsvorstadium kann man nur 34% einer tödlichen Giftmenge verabreichen, die gesunde Mäuse vertragen. **Dagegen vertragen Mäuse, die schon Tumore entwickelt haben, 200% der Giftmenge von gesunden Mäusen.** Tumore fungieren wie eine zweite Leber. Sie können Giftstoffe, ähnlich wie die Leber, neutralisieren.

Eine Konsequenz dieser Theorie wäre, keine Operation vor intensiver Entgiftung. Sonst bilden sich evtl. neue Tumore. Die Theorie der 2. Leber ist eine Erklärung dafür, dass Metastasen hauptsächlich in Entgiftungsorganen wie Leber und Lunge vorkommen. Sie würde auch gegen eine Zufuhr von noch mehr Giften (Zytostatika) sprechen.

Die Throphoblastentheorie

Die vorrangige Bedeutung der Ernährung bei der Krebsentstehung wird am ehesten durch die Trophoblastentheorie, die 1902 vom Embryologen John Beard aufgestellt und 1952 vom Arzt und Biochemiker Ernst T. Krebs junior weiterentwickelt wurde, erklärt. **Beard stellte fest, dass sich Krebszellen und gewisse präembryonale Zellen, Trophoblasten, deren Auftreten im Frühstadium der Schwangerschaft normal ist, nicht voneinander unterscheiden.** Der Trophoblast nistet sich in die Uteruswand ein und breitet sich rasch aus. Er entsteht aus Stammzellen, die sich zu 80% in Ovar und Hoden und zu 20% im Körper befinden. In der 8. Woche der Embryonalentwicklung produziert die Bauchspeicheldrüse des Embryos erstmals Enzyme, die dann die Trophoblasten abtöten.

Schäden von innen (Alterungsprozesse) und außen (Strahlen, Chemikalien, Verletzungen) machen Reparaturvorgänge überall im Körper notwendig. **Es werden Stammzellen angelockt, die unter dem Einfluss von Östrogenen Trophoblasten bilden, die die Schäden reparieren.** Trophoblasten und Krebszellen sind weitgehend identisch. Unter dem Mikroskop erscheinen viele Tumoren als eine Mischung aus Trophoblasten und den Zellen der Umgebung. Je bösartiger Tumoren sind, desto stärker ähneln sie sich und umso deutlicher nehmen sie alle Merkmale eines Schwangerschaftstrophoblasten an.

Wenn die Trophoblasten nach ihrer Reparaturarbeit an der Apoptose (programmierter Zelltod) gehindert werden, entstehen Krebszellen. **Die Apoptose wird besonders durch Wachstumsfaktoren wie IGF1 (Insulin like growth factor) und EGF (Epidermal growth factor) verhindert. Sie sind in hoher Konzentration in Milch und Milchproduk-**

ten enthalten. Krebs ist nach dieser Theorie also kein genetischer Defekt, sondern **ein außer Kontrolle geratener Heilungsprozess.**

Zerstört werden Krebszellen durch weiße Blutkörperchen (Natürliche Killerzellen, Monozyten). Krebszellen besitzen jedoch negativ geladene Eiweißhüllen, die die ebenfalls negativ geladenen Abwehrzellen abstoßen. Damit die Krebszellen angegriffen werden können, muss ihre Eiweißhülle zerstört werden. Dies geschieht durch die erste Schutzlinie, durch **Enzyme der Bauchspeicheldrüse** (Chymotrypsin, Trypsin). Die Bauchspeicheldrüsenenzyme werden erst im Zwölffingerdarm durch ein Darmenzym (Enteropeptidase) aktiviert. **Die nicht im Darm verbrauchten Bauchspeicheldrüsenenzyme gelangen ins Blut und stehen für die Krebsbekämpfung im Körper zur Verfügung.** Die hohe Konzentration von aktiven Bauchspeicheldrüsenenzymen im Zwölffingerdarm ist wohl der Grund, warum in diesem Darmabschnitt so gut wie nie Krebs entsteht.

Durch chronische Darmentzündungen oder bei vollständigem Verbrauch der Bauchspeicheldrüsenenzyme wegen eines hohen Eiweißanteils in der Nahrung kommt es zu einem Mangel an diesen Enzymen im Blut. Die Eiweißhüllen der Krebszellen werden dann nicht zerstört. **Die erste Verteidigungslinie gegen Krebs ist geschwächt bzw. aufgehoben.**

Die zweite Verteidigungslinie bildet ein Ernährungsfaktor, das **Vitamin B17.** Es wird in Reinform Laetrile oder Amygdalin genannt. Es besteht aus Blausäure und Benzaldehyd, die miteinander und mit 2 Molekülen Glukose verbunden und deshalb vollkommen ungiftig sind.

Vitamin B17 wird nur durch ein einziges Enzym, die Beta-Glukoridase, in ihre giftigen Bestandteile zerlegt. **Dieses Spaltenzym kommt in hoher Konzentration nur in Krebszellen vor. Nur in gesunden Zellen befindet sich ein Schutzenzym, die Rhodanese,** die Blausäure und Benzaldehyd im Beisein von Schwefel und Sauerstoff sehr schnell zu ungiftige, ja sogar gesundheitsfördernde Substanzen (Thiozyanid, Benzoesäure) abbaut. **Thiozyanid** reguliert den Blutdruck und bildet in der Leber einen Stoffwechselpool für die Produktion von Vitamin B12. **Benzoesäure** hat antirheumatische, antiseptische und analgetische Eigenschaften.

Die gesunden Zellen besitzen wesentlich mehr Rhodanese als Beta-Glukoridase. Krebszellen fehlt das Schutzenzym. Außerdem sind Krebszellen, da sie sich wie Otto Warburg feststellte nicht, wie gesunde Zellen, durch Oxidation von Sauerstoff, sondern durch die Fermentierung (Vergärung) von

Zucker ernähren, arm an Sauerstoff. **Vitamin B17 ist also das selektive Zytostatikum der Natur.**

Problematisch ist, dass unsere westliche Ernährung kaum noch Vitamin B17 enthält. **Deshalb fällt oft auch die zweite Verteidigungslinie weg.** Krebserkrankungen treten auch aus diesem Grund in der westlichen Welt so häufig auf (siehe Seite 165).

Krebsfördernde Faktoren nach der Trophoblastentheorie

Karzinogene
Zum Beispiel Strahlen, Chemikalien, Entzündungen durch Viren oder
Bakterien, Verletzungen, Zellalterung.
Sie sind nicht die Ursache, sondern die **Auslöser von Krebs** und
legen den Ort der Krebsentstehung fest.

Erste Verteidigungslinie gegen Krebs: Pankreasenzyme + Immunzellen

Mangel an aktiven Pankreasenzymen, besonders
Chymotrypsin, im Blut
- Tierische Eiweiße in **Milchprodukten, Fleisch- und
  Wurstwaren** verbrauchen große Mengen an Pankreasenzymen.
- **Chronische Darmentzündungen,** zum Beispiel bei **Milchzucker-
  oder Glutenunverträglichkeit,** führen zu einer verminderten
  Produktion von Darmenzymen, die Chymotrypsin aktivieren.
- Verminderte Produktion von Enzymvorstufen bei Fehlfunktion der
  Bauchspeicheldrüse, zum Beispiel durch **Alkohol oder Diabetes.**

Immunschwächung durch
- Vitamin-, Mineralstoff- und Ballaststoffmangel bei
  Fehlerernährung
- **Stress und Schlafmangel**
- **Bewegungsmangel**
- **Tabak- und Alkoholkonsum**
- Chronische Erkrankungen
- Nebenwirkungen von Medikamenten

Zweite Verteidigungslinie gegen Krebs: Vitamin B17

Mangel an Vitamin B17 (Amygdalin) in der westlichen Ernährung
- **Samen der Früchte von Rosaceagewächsen,** zum Beispiel
  Apfel, Aprikose, werden außer bei Beeren nicht mehr mitgegessen.
- Der pro Kopf Verbrauch von **Hülsenfrüchten** (getrocknete Samen
  der Schmetterlingsblütler) beträgt in Deutschland nur 1 kg jährlich.
- Weizen hat die Vitamin B17-reiche **Hirse** fast ganz verdrängt.
- Fleisch, besonders Schweine- und Rindfleisch, enthält wegen
  der unnatürlichen Fütterung kaum noch Vitamin B17.

Gemeinsamkeiten der alternativen Medizin	Schulmedizin
Stoffwechsel-Theorie: Krebs ist eine **Störung des Energiestoffwechsels.** Die Zelle schaltet wegen des gestörten Körpermilieus auf anaerobe Gärung um.	**Mutations-Theorie:** Krebs ist eine **genetische Störung.** Krebserregende Stoffe führen zu Mutationen des Erbguts im Zellkern.
Heilungs-Theorie: Krebszellen versuchen vom Körper Schaden abzuwenden. Sie sind eine Alternative für den Zelltod, beseitigen übermäßigen Zucker, neutralisieren Gifte, sind außer Kontrolle geratene Heilungsprozesse.	**Zerstörungs-Theorie:** Krebszellen sind körperfremd und beabsichtigen den Körper zu zerstören.
Entgiftungsstrategie: Der Tumor ist nur ein Symptom. Das gestörte Körpermilieu muss beseitigt werden: • Ernährungsumstellung • Entgiftung • Konfliktlösung	**Vergiftungsstrategie:** Der Tumor = Krebs muss mit allen Mitteln zerstört werden: • Operation • Bestrahlung • Chemotherapie
5 Jahres-Überlebensrate: 90%, davon 80 bis 90% schulmedizinisch austherapiert.	5 Jahres-Überlebensrate: 16%

Tabelle 15

Ursachen

Menschen mit der Blutgruppe A und AB haben insgesamt ein höheres Risiko an Krebs zu erkranken und deutlich schlechtere Überlebenschancen bei Krebserkrankungen. Das hängt zum einen mit ihrem toleranten Immunsystem zusammen, zum anderen mit der Tatsache, dass Krebszellen häufig A-ähnliche Oberflächengene besitzen, mit denen das Immunsystem der Blutgruppen A und AB oft tolerant umgeht. Personen mit der Blutgruppe B haben wegen des starken Immunsystems ein geringeres Krebsrisiko.

1. Vermehrte Provokation von Reparaturvorgängen

- **Tabakkonsum**
- **Alkoholkonsum**
- **Alterungsprozess**
- **Strahlen und Chemikalien**
- **Entzündungen durch Viren und Bakterien**
- **Verletzungen**

2. Anregung des Krebszellenwachstums und Verhinderung des programmierten Zelltods (Apoptose)

- **Milchinhaltsstoffe**
  Hormone (Östrogen, Prolaktin, STH) und Wachstumsfaktoren der Milchprodukte regen das Zellwachstum an und verhindern die Apoptose der Krebszellen
- **Von außen zugeführte Östrogene**
  Hormonersatztherapie
- **Östrogene aus einem übermäßigen Fettgewebe**
  Ein übermäßiges Fettgewebe wandelt Androgenvorstufen mithilfe des Enzyms Aromatase in Östrogene um.
- **Erhöhter Blutinsulinspiegel (Hyperinsulinämie)**
  Insulin regt das Zellwachstum, auch von Krebszellen, an.
- **Vermehrte Eisenzufuhr**
  Besonders Eisen in rotem Fleisch stimuliert die Zellproliferation
- **Übermäßige Zufuhr von Omega 6-Fettsäuren**
  Diese zweifach ungesättigten Fettsäuren fördern Entzündungsvorgänge und das Zellwachstum.

- **Übermäßiger Zuckerkonsum**
  Krebszellen ernähren sich durch anaerobe Zuckervergärung.

3. <u>Mangel an Schutzstoffen</u>

- **Mangelnde Zufuhr von Amygdalin (Vitamin B17)**
  Amygdalin ist wohl das selektive Zytostatikum der Natur.
- **Mangel an Pangamsäure (Vitamin B15)**
  Pangamsäure fördert die Sauerstoffversorgung der Zellen. Da sich
  Krebszellen durch anaerobe Gärung ernähren, meiden sie Sauerstoff.
- **Mangel von Pankreasenzymen im Blut**
  Tierische Eiweiße in Milchprodukten, Fleisch- und Wurstwaren
  verbrauchen zur Verdauung große Mengen an Pankreasenzymen.
  Chronische Darmentzündungen, zum Beispiel bei Milchzucker- oder
  Glutenunverträglichkeit, führen zu einer verminderten Produktion
  von Darmenzymen, die Chymotrypsin aktivieren. Bei Fehlfunktion
  der Bauchspeicheldrüse, zum Beispiel durch Alkohol oder Diabetes,
  kommt es zur verminderten Produktion von Enzymvorstufen.
- **Mangel an krebshemmenden Sekundären Pflanzenstoffen**
  bei geringem Obst- und Gemüseverzehr
- **Mangel an Omega 3-Fettsäuren.**

4. <u>Schwächung des Immunsystems</u>

- **Mangel an Mikronährstoffen**
  Mangel an Vitamin A, B2, B3, C, Kalzium, Selen und Zink
  schwächt das Immunsystem
- **Dauerstress**

Therapie

Die Sinnlosigkeit und Gefahren der schulmedizinischen Behandlungsmethoden gegen Krebs aus Sicht der Trophoblastentheorie

Die Schulmedizin betrachtet Krebs als etwas Körperfremdes, das durch Mutation von Genen entsteht und äußerst bedrohlich ist. Deshalb werden äußerst radikale Behandlungsmethoden angewandt. Neben der Operation kommen Strahlentherapie (Bestrahlung) und Chemotherapie zum Einsatz.

1. Operation

Punktionen des Tumors zur Gewinnung einer histologischen Diagnose können zu einer Verschleppung von Krebszellen führen. Operationen verursachen Traumen. Durch Traumen werden neue Trophoblasten aktiviert, die sich zu Krebszellen entwickeln können. Außerdem entsteht **Narbengewebe,** das wegen der schlechten Durchblutung eine geringere Versorgung mit Pankreasenzymen, Vitamin B17 und Sauerstoff zur Folge hat.

Mehrere Studien haben gezeigt, dass beim Brustkrebs kein Unterschied in der Überlebensrate besteht bei brusterhaltender Chirurgie oder bei totaler Entfernung der Brust (Totalmastektomie). **Es gibt sogar Studien, die zeigen, dass langfristig die Überlebensrate der operierten gegenüber den nicht operierten Patienten um 50% niedriger ist.**

2. Strahlentherapie

Durch die Bestrahlung werden in erster Linie gesunde Zellen zerstört. **Deshalb nimmt in einem bestrahlten Tumor der Prozentanteil bösartiger Zellen zu.** Aus diesem Grund ist die Gefahr der Krebsausbreitung größer. **Bestrahlungen lösen** wegen der Trophoblastenaktivierung durch Zellschäden und wegen der Unterdrückung des Immunsystems **selbst Krebs aus. Studien haben ergeben, dass postoperative Bestrahlung die Überlebenschancen verringert, besonders wenn der Krebs ursprünglich nicht gestreut hatte.**

3. Chemotherapie

Krebsmittel (Zytostatika) sind generell für das gesunde Gewebe tödlicher als für die bösartige Zelle. Sie können nicht zwischen Krebszellen und gesunden Zellen unterscheiden. Entscheidend ist die Teilungsgeschwindigkeit der Zellen. **Zytostatika fördern die Metastasierung durch Immununterdrückung und begünstigen das Wachstum von therapieresistenten Krebs-Zelllinien.** Es gibt keine Beweise für ein langfristiges Überleben durch Chemotherapie. **Sie verkleinert günstigenfalls lediglich kurzfristig den Tumor.**

Ein Artikel aus DER Spiegel vom 4. 10. 2004 hat die Überschrift: „Giftkur ohne Nutzen". In diesem Artikel stellt der bekannte Epidemiologe **Professor Dieter Hölzel** fest, dass allem angeblichen Fortschritt zum Trotz Patienten mit Darm-, Brust-, Lungen- oder Prostatatumoren keinen Tag länger leben als früher: **„Was das Überleben bei metastasierenden Karzinomen in Darm, Brust, Lunge und Prostata angeht, hat es in den vergangenen 25 Jahren keinen Fortschritt gegeben". „Ich befürchte sogar, dass die systematische Ausweitung der Chemotherapie gerade bei Brustkrebs für den Rückgang der Überlebensraten verantwortlich sein könnte".**

In der Zeitschrift „Clinical Oncology" erschien ein Artikel unter dem Titel „The Contribution of Cytotoxic Chemotherapie to 5-year Survival in Adult Malignancies". In diesem Artikel wurde festgestellt, dass eine Auswertung von Daten von 72 946 Krebspatienten in Australien und 154 971 Krebspatienten in den USA zu dem niederschmetternden Ergebnis kommt, **dass Chemotherapie nur bei 2,3 (Australien) bzw. 2,1% (USA) aller Krebspatienten ein Erfolg brachte** (Erfolg = 5 Jahres Überlebensrate). Zu ähnlichen Ergebnissen kam bereits Professor Abel vom Krebsforschungszentrum Heidelberg. **Er vertrat sogar die Meinung, dass Patienten ohne Chemotherapie bessere Überlebenschancen hätten.**

Eduard Griffin schreibt in seinem Buch „Eine Welt ohne Krebs": „Die Krebstherapien mit angeblich nachgewiesener Wirkung sind weder unbedenklich noch wirksam". **„Trotz Milliardenaufwand hat die orthodoxe Medizin kein Mittel zur Vorbeugung gegen Krebs gefunden".** „Sie suchen immer noch nach dem etwas, das dieses Leiden verursacht, und nicht nach dem Mangel an etwas. **„Weder der Zeitpunkt noch der Umfang der Behandlung echter bösartiger Erkrankungen ändert den Krankheitsverlauf wesentlich".**

Zusammenfassend kann man feststellen, dass Krebsmittel toxisch (giftig), karzinogen (krebserregend), immunsuppressiv (immunschwächend) und für den Patienten, nicht jedoch für die Pharmaindustrie, vergebens sind.

Nach offiziellen Angaben leben bei Anwendung von schulmedizinischen Therapien nach 5 Jahren noch 40% der behandelten Krebspatienten. **Wenn man die nicht metastasierenden Hautkrebserkrankungen herausrechnet und die vor Abschluss der Behandlung Verstorbenen dazurechnet, lebt unter schulmedizinischer Behandlung nach 5 Jahren nur noch einer von sieben Krebspatienten (16%).** In Deutschland sterben jährlich trotz umfangreicher Behandlung **220000,** in den USA **über 600000** Menschen an Krebs.

Vorbeugung und ursächliche Behandlung von Krebserkrankungen
Ziele:
- Vermehrte Zufuhr von Schutzstoffen
- Hemmung des Krebszellwachstums
- Verminderte Provokation von Reparaturvorgängen.

Maßnahmen:
❖ **Vermehrter Verzehr von Amygdalin-reichen Lebensmitteln**
Über 500 mg Amygdalin pro 100g Lebensmittel enthalten:
- **Bittere Aprikosenkerne**
Vorbeugung: **1 Kern pro 5 kg Körpergewicht**
Behandlung: **40 bis 50 Kerne pro Tag, zerkaut oder zerkleinert in Portionen von 5 bis 6 Kernen zusammen mit Früchten.**
- **Apfelkerne**
Der Apfel sollte mit den Kernen gegessen werden. Nur wenn die Apfelkerne mitgegessen und zerbissen werden, gilt das alte englische Sprichwort: „One aple a day, keeps the doctor away". Besser ist der Verzehr von 2 bis 3 Äpfel pro Tag.
- **Wilde Brombeeren**
- Bittermandeln.

Über 100 mg Amygdalin pro 100g Lebensmittel enthalten:

- **Heidelbeeren, Himbeeren, Erdbeeren**
- **Leinsamen**
- **Hirse, Buchweizen**
- **Linsen, Erbsen, Bohnen**
- Macadamianüsse, Kürbiskerne, Walnüsse.

❖ <u>**Unbedingt Milchprodukte meiden**</u>

❖ **Reichlicher Verzehr** (7 bis 9 Portionen täglich) **von Obst und Gemüse. Regelmäßiger Konsum von fettem Fisch** (1 bis 2 Mal pro Woche), **Raps- und Leinöl.**
Der regelmäßige Verzehr von Obst und Gemüse ist nichts anderes als eine präventive Chemotherapie, durch die Mikrotumore daran gehindert werden, ein Stadium mit pathologischen Folgen zu erreichen. Siehe Tabelle 16.

❖ **Erhebliche Einschränkung des Zuckerkonsums, keine Fleisch- und Wurstwaren**

❖ Reduktion des Körperfetts

❖ Stressabbau

❖ Rauchen aufgeben, nur mäßiger Alkoholkonsum.

Krebshemmende Pflanzenwirkstoffe

Glucosilate (Isothiocyanate, Indole) in Kreuzblütlergemüse (mg pro 100g Lebensmittel)	**Rosenkohl 237 mg, Brunnenkresse 95 mg,** Brokkoli 62 mg, Blumenkohl 43 mg, Kohlrabi, Rettich, Senf.
Allicin in Allium-Gemüse	**Knoblauch, Zwiebeln, Lauch**
Isoflavone (Genistein, Daidzein) (mg pro 100g Lebensmittel)	**Sojamehl 199 mg, geröstete Sojabohne 128 mg,** gekochte grüne Bohnen 55 mg, Tofu 28 mg, Sojamilch 9 mg.
Catechine, besonders Epigallo-catechein-gallat (EGCG)	**Grüner Tee** (besonders reich an EGCG sind japanische Teesorten (Sencha, Gyo-kuro).
Ellagsäure (mg pro Tasse (150g) Lebensmittel)	**Himbeeren und Brombeeren 22 mg,** Erdbeeren 9 mg, **Walnüsse 20 mg pro 30g.**
Anthocyanidine	**Heidelbeeren, Himbeeren, Rotwein**

Anthocyanidine (mg pro 100g Lebensmittel)	**Kakaopulver 1373 mg** (Schokolade mit 70% Kakaoanteil), **Haselnüsse 500 mg, Cranberry 418 mg, Heidelbeeren 329 mg,** Erdbeeren 145 mg, Apfel 128 mg, Rotwein 62 mg.
Resveratrol (ug pro 100g Lebensmittel)	**Trauben 1500 ug, Rotwein 625 ug,** Erdnüsse 150 ug, Erdnussbutter 50 ug, Traubensaft 65 ug.
Curkumin	**Kurkuma-Gewürz (Gelbwurz), Curry** (enthält 20 bis 30% Kurkuma)
Omega 3-Fettsäuren	**Walnüsse 2,6g pro 30g, Leinsamen 2,2g pro 30g, Rapsöl 1,3g pro 15 ml,** Lachs 1,6g pro 100g.

Tabelle 16

Quellen

Bechter J., Neue Wege zu Gesundheit durch erfolgreiche Medizin, Sensei Verlag
Beliveau R., Gingras D., Krebszellen mögen keine Himbeeren, Kösel
Budwig J., Krebs das Problem und die Lösung, Sensei Verlag
Budwig J., Öl-Eiweiss-Kost, Sensei Verlag
D`Adamo P. Whitney C., 4 Blutgruppen – Die Strategie, Piper
D`Adamo P. Whitney C., 4 Blutgruppen – Richtig leben, Piper
D`Adamo P. Whitney C., 4 Blutgruppen – Das Lexikon für ein gesundes Leben, Piper
Day D., Stahl, Strahl, Chemo und Co. Vom langen Ende eines Schauermärchens, Credence Publikation
Griffin G. E., Eine Welt ohne Krebs, Kopp
Hirneise L., Chemotherapie heilt Krebs und die Erde ist eine Scheibe, Sensei Verlag
Kremer H., Die stille Revolution in der Krebs- und Aids-Medizin, ehlers verlag
Plant J., Das Leben in deiner Hand, Goldmann
Rollinger M., Milch besser nicht, Jou Verlag

3.13. Schäden des Bindegewebes und der Knochen

3.13.1. Degenerative Wirbelsäulenerkrankungen

Definition

Die Wirbelsäule unterliegt, wie jeder Gewicht tragende Knochen des Körpers, alterungs- und belastungsbedingten Veränderungen. Solche "Abnutzungserscheinungen" werden medizinisch unter dem Begriff "Degenerative Wirbelsäulenerkrankungen" zusammengefasst. Dabei können nicht nur die Knochen der Wirbelkörper betroffen sein. Zu degenerative Veränderungen kommt es an Bandscheiben, Wirbelkörpern, Wirbelgelenken, der Muskulatur und den Bänder der Wirbelsäule.

Zu den degenerativen Wirbelsäulenerkrankungen (Rückenleiden) zählen im Wesentlichen:

- **Spinalkanalstenose** (Wirbelkanalverengung)
- **Spondylarthrose** (Arthrose der kleinen Wirbelgelenke)
- **Spondylose / Osteochondrose** (Verschleiß der Bandscheiben und Wirbelkörper)
- **Degenerative Spondylolisthesis (Pseudospondylolisthesis** = Wirbelkörpergleiten)

Ursachen

1. Chronische Übersäuerung des Organismus
- **Säuredeponien**
  Die überschüssigen Säuren werden in Knorpel, Sehnen und Gelenken abgelagert.
- **Entzug von Mineralien**
  Zur Säurenneutralisation werden Mineralien wie Kalzium aus Knochen und Knorpel entzogen.

2. Mangel an Mikronährstoffen
- **Mangel an Vitamin D und Vitamin K,**
- **Mangel an Kalzium und Fluorid**

Vorbeugung und ursächliche Behandlung siehe Arthrose und Osteoporose.

3.13.2. Abnutzung der Gelenke (Arthrose)

<u>Definition</u>
Angeblich handelt es sich bei der Arthrose um eine degenerative (verschleißbedingte) Gelenkerkrankung. **Bei Presslufthammerarbeitern und Profi-Langstreckenläufern kommt es jedoch nicht zu einer vermehrten Arthrose.** Im Gegensatz zur Arthritis sind bei der Arthrose die Gelenke anfangs nicht entzündet, sondern zerstört. Von einem Verschleiß ist zunächst der Knorpel betroffen, später folgen dann Veränderungen am Knochen.
Der Knorpel wird nur über die Gelenkflüssigkeit, die von der Gelenkinnenhaut gebildet wird, ernährt. Der Austausch der Gelenkflüssigkeit, der für die Ernährung des Knorpels wichtig ist, wird durch wechselnde Be- und Entlastung der Gelenkknorpel aufrechterhalten. Bei langer Ruhigstellung eines Gelenkes und bei chronischer Übersäuerung der Gelenkflüssigkeit kommt es infolge von Ernährungsstörungen zu Knorpelschäden. Auch mechanische Verletzungen des Gelenkes können den Knorpel schädigen. Dabei treten Autoantigene, zumeist Proteoglykane (Eiweiß-Zucker-Verbindungen) aus dem Knorpel heraus und bewirken eine Autoimmunreaktion, die den Gelenkknorpel durch Entzündungsreaktionen zusätzlich schädigt. Nach und nach kommt es zu einem zunehmenden Verlust an Knorpelsubstanz.

Ursachen

1. **Ernährungsstörung des Knorpels**

- **Chronische Übersäuerung der Gelenkflüssigkeit** bei Fehlernährung, Konsum von Tabak, Alkohol und Kaffee sowie bei Bewegungsmangel
- **Eingeschränkter Austausch der Gelenkflüssigkeit bei Bewegungsmangel**

2. **Kalziummangel im Knorpel**
Siehe Kalziummangel im Knochen Seite 179

3. Förderung von Entzündungsvorgängen
- Übermäßige Zufuhr von Omega 6-Fettsäuren
- Mangel an Benzoesäure (Vitamin B17)
- Übermäßiges Fettgewebe
- Chronische Übersäuerung

Therapie

Vorbeugung und ursächliche Behandlung
Ziele:
- Ausreichende Ernährung des Gelenkknorpels
- Ausreichender Kalziumgehalt des Knorpels
- Entzündungen vermeiden

Maßnahmen:
- ❖ **Regelmäßige Ausdauerbewegung**
- ❖ **Säuernde und arachidonsäurereiche Nahrungsmittel (Käse, Fleisch, Wurst, Sonnenblumenöl) stark einschränken**
- ❖ Zucker- und Kochsalzkonsum einschränken
- ❖ Ausreichender Verzehr von Gemüse, Obst, Hülsenfrüchten und Nüssen
- ❖ Nur wenig Alkohol und Kaffee
- ❖ Rauchen aufgeben.

3.13.3. Knochenschwund (Osteoporose)

Definition, Häufigkeit und Epidemiologie
Die Osteoporose ist ein übermäßiger Abbau der Knochensubstanz und Knochenstruktur im gesamten Skelett mit erhöhter Anfälligkeit für Knochenbrüche. Die Krankheit wird auch als Knochenschwund bezeichnet.
Ein Viertel der deutschen Bevölkerung über 50 Jahren leidet an einer Osteoporose, etwa 7,8 Millionen Menschen und etwa 20% aller Frauen erleiden im Laufe ihres Lebens einen Oberschenkelhalsbruch. **Bei der Osteoporose**

handelt es sich um eine Volkskrankheit. Die direkten und indirekten Krankheitskosten für Osteoporose in Deutschland betragen 5 Milliarden Euro.

Länder mit dem höchsten Milchkonsum (Finnland, Schweden) weisen die höchsten Osteoporoseraten auf. In asiatischen und afrikanischen Ländern ohne Milchkonsum ist Osteoporose praktisch unbekannt. Die Verbindung zwischen dem Konsum von tierischem Eiweiß (Milchprodukte, Fleisch, Wurstwaren) und der Anzahl der Knochenbrüche scheint genauso stark zu sein wie die Verbindung zwischen dem Rauchen von Zigaretten und Lungenkrebs. Wenn die Eiweißaufnahme verdoppelt wird, steigt der Kalziumgehalt des Urins um 50%.

Eskimos haben den höchsten Verzehr an tierischem Eiweiß der Welt, bis 400g täglich. Bei ihnen tritt die Osteoporose am häufigsten und am frühsten schon bei 25 jährigen Menschen auf. Bei Bantu-Frauen in Afrika, die nur einen halb so großen Eiweißverbrauch wie in den USA und einen hohen Kalziumbedarf haben, da sie durchschnittlich 10 Kinder stillen müssen, ist Osteoporose so gut wie unbekannt. **Bei veganer Ernährung entsteht weder ein Kalziummangel, noch eine Osteoporose. Auch die Milchkuh deckt normalerweise ihren gesamten hohen Kalziumbedarf über den Verzehr von Gräsern.** Trotzdem ist die Schulmedizin weiterhin auf milchgebundenes Kalzium fixiert.

Eine Studie der Yale Universität zeigt, dass für Afroamerikaner, die durchschnittlich mehr als 1000 mg Kalzium täglich aufnehmen, ein 9-mal größeres Risiko besteht, eine Hüftfraktur zu erleiden, als für schwarze Südafrikaner, deren tägliche Kalziumaufnahme nur 196 mg beträgt. **Die Menschen in Nicht-Milchländern kommen mit phänomenal niedrigen täglichen Kalziumaufnahmen zurecht, ohne an Osteoporose zu erkranken.** Ihre Kalziumversorgung findet ohne Kalziumverluste - zum Beispiel durch hohe Eiweißüberschüsse - über den pflanzlichen Teil der Nahrung statt. **Die WHO-Empfehlungen zur Kalziumaufnahme liegen in den Nicht-Milchländern bei nur 400 bis 500 mg täglich, in Milchländern bei 900 bis 1500 mg pro Tag.**

Eine Studie der Universität von Kalifornien ergibt, dass Frauen, die das meiste Eiweiß aus tierischen Nahrungsmitteln aufnahmen, eine 3 Fach höhere Knochenschwundrate und eine 3,7 Fach höhere Hüftfrakturrate aufwiesen als Frauen, die das meiste Eiweiß aus pflanzlichen Quellen bezogen.

Es kann auch festgestellt werden, dass Menschen mit Milchzuckerunverträglichkeit häufiger an Osteoporose leiden. **Wer Milchzucker nicht verstoffwechselt, der verstoffwechselt auch das Kalzium in der**

Milch nicht. Aborigines, die zu 100% Alaktasier sind, haben, wenn sie Milchprodukte konsumieren, 13-mal so häufig Nierensteine wie weiße Australier. Bereits 5 jährige Kinder der Aborigines leiden an Nierensteinen.

Milchprodukte enthalten nur kleine Mengen des für die Kalziumaufnahme notwendigen Magnesiums. Deshalb und wegen des hohen Eiweißgehaltes der Milch **werden nur 25% des Milchkalziums aufgenommen.** Das übrige Milchkalzium verursacht Schäden, zum Beispiel durch Ablagerung in den Gefäßwänden oder durch Kalziumphosphatsteine. **Aus diesen Gründen ist Milch eine ineffektive Kalziumquelle.** Es gibt viel Kalzium in der Milch, aber es wird einfach nicht verwertet. **Die gesunden Kalziumquellen sind Blattgemüse und Hülsenfrüchte.**

Ursachen

1. <u>Kalziummangel im Knochen</u>

Verminderte Kalziumaufnahme im Darm
- **durch Milchzuckerunverträglichkeit**
- bei Glutenüberempfindlichkeit
- aufgrund von Darmschäden durch das Weizenkeimlektin
- durch Eisen im Fleisch
- bei Vitamin D-Mangel
- bei Mangel an Parathormon
- durch Magnesiummangel, zum Beispiel in **Milchprodukten**

Hohe Kalziumverluste über den Urin durch
- schwefelhaltige Eiweiße in **Milchprodukten,** Fleisch, Wurst und Fisch
- übermäßigen Zuckerkonsum
- hohen Kochsalzkonsum (Natrium spült Kalzium aus dem Knochen)
- Phosphat in **Käse** und Wurst
- das Hormon Kalzitonin in **Milchprodukten**

Entzug von Kalzium aus dem Knochen

- bei chronischer Übersäuerung des Organismus durch Fehlernährung, Koffein, Alkohol, Arzneimittel, zum Beispiel Kortisol.

2. Mangel an Mikronährstoffen

Mangel an Vitamin D

- Darmentzündungen bei **Milchunverträglichkeit,** Glutenüberempfindlichkeit und durch das Weizenkeimlektin führen zu einer verminderten Aufnahme von Vitamin D aus dem Darm.
- Verminderte Vitamin D-Bildung bei unzureichender UV-Bestrahlung

Mangel an Vitamin K

- Vitamin K aktiviert ein Protein des Knochens (Osteocalcin), das die Mineralisierung des Knochens fördert. Vitamin K hemmt auch die Aktivität der Knochen abbauenden Zellen (Osteoklasten).

3. Hormonelle Störungen

Parathormonmangel

- **Tierische Eiweiße (Milchprodukte,** Fleisch, Wurst, Fisch) hemmen die Funktion der Nebenschilddrüse. Verminderte Wirksamkeit des Parathormons bei **Vitamin D-Mangel.**

Östrogenmangel

4. Missverhältnis zwischen Knochenaufbau und Knochenabbau

Übersäuerung des Knochens

- Durch zelluläre Übersäuerung wird die Aktivität der Knochen abbauenden Zellen (Osteoklasten) gesteigert und die Aktivität der Knochen aufbauenden Zellen (Osteoblasten) gehemmt.

Bewegungsmangel

- Für den Knochenaufbau sind regelmäßige Belastungen des Knochens notwendig.

Erhöhter Kortisolspiegel

- Bei chronischer Übersäuerung des Organismus, Bewegungsmangel, durch Nikotinkonsum und Dauerstress kommt es zu einer Daueraktivierung des Sympathischen Nervensystems mit chronisch erhöhtem Kortisolspiegel.

Therapie

Symptomatische Behandlung
Zahlreiche Arbeiten belegen, dass die zusätzliche Einnahme von Kalziumpräparaten die Kalzium raubende Wirkung der Eiweiße noch verstärkt.
Obwohl Japanerinnen einen deutlich niedrigeren Östrogenspiegel haben als europäische und US-amerikanische Frauen, sind bei ihnen sowohl klimakterische Beschwerden, als auch die Osteoporose nach der Menopause deutlich seltener.

Vorbeugung und ursächliche Behandlung
Ziele:
- Ausreichender Kalziumgehalt der Knochen
- Ausreichende Zufuhr von Mikronährstoffen
- Gleichgewicht zwischen Knochenauf- und -abbau
- Erhöhten Blutkortisolspiegel vermeiden.

Maßnahmen:
- ❖ **Milchprodukte und Wurstwaren meiden**
- ❖ **Fleisch- und Fischkonsum deutlich einschränken**
  (maximal 1 bis 2 Portionen pro Woche)
- ❖ **Zucker- und Salzkonsum stark einschränken**
- ❖ **Ausreichender Verzehr von Gemüse, Hülsenfrüchten, Obst und Nüssen**
- ❖ **Regelmäßige Ausdauerbewegung**
- ❖ **Alkohol- und Kaffeekonsum einschränken oder meiden**
- ❖ **Rauchen aufgeben**
- ❖ **Verzehr von Sojaprodukten (Pflanzenöstrogene)**
- ❖ Dosierte Sonnenbestrahlung
- ❖ Stressabbau
- ❖ Vorsicht mit kortisonhaltigen Medikamenten.

3.14. Degenerative Hirnerkrankungen

Wegen des hohen Sauerstoffverbrauchs, der zahlreichen mehrfach ungesättigten Fettsäuren und wegen der relativ wenig antioxidativ wirksamen Zellschutzsysteme ist das Gehirn besonders anfällig für oxidative und damit auch für degenerative Prozesse. Es kommt entweder zu allgemeinen Schäden wie bei den fortgeschrittenen Demenzen oder zu umschriebenen Läsionen wie beim Parkinson Syndrom.

Ursachen

1. <u>Schädigung von Gehirnzellen</u> durch

- **Chronische Übersäuerung**
  Auch im Bindegewebe der Gehirnzellen werden bei chronischer Übersäuerung Säurenschlacken abgelagert.
- **Chronisch erhöhter Kortisolspiegel bei Daueraktivierung des Sympathikus**
  Es kommt zur Schädigung bestimmter Hirnstrukturen, besonders des Hippocampus, der für das Gedächtnis und das Lernvermögen zuständig ist.
- **Insulinresistenz und Hyperinsulinämie**
  Auch die Nervenzellen können bei Insulinresistenz nicht mehr ausreichend Zucker aufnehmen. Ohne Zucker keine Gedanken. Ein erhöhter Blutinsulinspiegel führt zu einer gestörten Versorgung des Nervensystems mit Zucker und Ketonkörpern. Auch löst der erhöhte Blutinsulinspiegel Entzündungsreaktionen im Gehirn aus, die einen erhöhten Anstieg von Beta-Amyloiden bewirken
- **Erhöhten Blutzuckerspiegel bei schlecht eingestelltem Diabetes mellitus**
  Das Überangebot an Zucker im Gehirn hat eine Verzuckerung (Glykosilierung) von Proteinen des Gehirns zur Folge.
- **Erhöhte Eisenzufuhr bei übermäßigem Fleischkonsum**
  Freies Eisen verursacht im Gehirn oxidative Schäden. Aluminium kann im Gehirn Eisen aus dem Bindungsprotein freisetzen.

- **Übermäßiger Alkoholkonsum**
  Alkohol ist eine unmittelbar toxische Substanz für das Gehirn und wirkt indirekt über den Verbrauch von B-Vitaminen neurotoxisch (Homocysteinerhöhung).

2. Mangel an Mikronährstoffen

- **Neurotrope B-Vitamine**
  Ein Mangel an Vitamin B6, B12 und Folsäure führt zu einem erhöhten Homocystein- Spiegel auch im Gehirn. Menschen mit viel Homocystein im Blut haben ein um das 4,5 Fache erhöhtes Risiko an Alzheimer zu erkranken. Vitamin B12-Mangel ruft ähnliche Symptome hervor wie die Alzheimererkrankung und fördert Alzheimer. 70% aller Alzheimerpatienten haben **Vitamin B12-Mangel.**

- **Antioxidative Vitamine**
  Im Stoffwechsel der Neurotransmitter spielt Vitamin C eine zentrale Rolle. Vitamin C verhindert die Autooxidation der Katecholamine in den Speichervesikeln und schützt zusammen mit Vitamin E die Membran der Mitochondrien vor oxidativer Schädigung durch Wasserstoffsuperoxid (H_2O_2).

- **Omega 3-Fettsäuren**
  Bei Omega 3-Fettsäuren-Mangel kommt es zum Einbau von gesättigten und gehärteten Fetten in die Zellmembran der Nervenzellen. Die Reduktion der Zufuhr von Omega 3-Fettsäuren in unserer Ernährung geht Hand in Hand mit einem Aufschwung von Funktionsstörungen unseres Gehirns, einer Zunahme mentaler Erkrankungen und niedrigen Intelligenzquotienten.

- **Selen, Zink, Jod**
  Bei Selenmangel sammeln sich im Gehirn Quecksilber und Aluminium an. Selen bindet Schadstoffe und schützt das Gehirn vor Freien Radikalen. Alzheimerpatienten haben immer zu hohe Quecksilber- und zu niedrige Selenwerte im Gehirn. Blei und Quecksilber spielen bei der Demenzentstehung eine Co-Faktor-Rolle. Selen wirkt auch auf die Botenstoffe im Gehirn ein und bei einem Selenmangel sind als Erstes die Botenstoffe betroffen. Selengabe kann deshalb die Stimmung heben.

3. Minderversorgung des Gehirns mit Sauerstoff durch

- **Mangel an Pangamsäure (Vitamin B15) in der Nahrung**

- **Bewegungsmangel**
  Durch eine Minderdurchblutung des Gehirns bei Bewegungsmangel ist die Sauerstoffversorgung der Gehirnzellen vermindert.

- **Tabakkonsum**
  Kohlenmonoxid im Tabakrauch verdrängt den Sauerstoff vom roten Blutfarbstoff (Hämoglobin).

4. Förderung von chronischen Entzündungsprozessen durch

- **Zu hohe Zufuhr von Omega 6-Fettsäuren**
  Omega 6- und Omega 3-Fettsäuren verdrängen sich auch im Gehirn gegenseitig aus den Zellmembranen und konkurrieren im Stoffwechsel um die gleichen Enzymsysteme. Eine der am meisten gefürchteten potenziellen Folgen der Omega 6-Dominanz in den Gehirnzellen ist eine hartnäckige Entzündung von Hirngewebe.
  Arachidonsäure erzeugt nicht nur die entzündlichen Gewebehormone und Freie Radikale, sondern kann auch die Produktion von **Glutamat,** ein Neurotransmitter, anregen, der ein regelrechter Serienkiller für Gehirnzellen ist. Zuviel Glutamat provoziert die Neuronen, immer und immer wieder abzufeuern, bis sie völlig erschöpft sind.

Therapie

Vorbeugung und ursächliche Behandlung
Ziele:
- Schädigung der Hirnzellen vermeiden
- Insulinresistenz vermeiden
- Ausreichende Zufuhr von Mikronährstoffen
- Ausreichende Versorgung des Gehirns mit Sauerstoff
- Entzündungsneigung vermindern.

Maßnahmen:
- ❖ **Ausreichende Zufuhr von Obst, Gemüse und Nüssen**
- ❖ **Milchprodukte und Wurstwaren meiden**
- ❖ **Regelmäßige Ausdauerbewegung**
- ❖ **Sehr mäßiger Zucker- und Kochsalzkonsum**
- ❖ **Rauchen aufgeben**
- ❖ **Mäßiger Alkoholkonsum bzw. Alkohol meiden**
- ❖ Reduktion des Körperfettanteils
- ❖ Regelmäßiger Verzehr von Fisch, Leinsamen und Walnüssen, evtl. Fischölkapseln
- ❖ Ausreichende Zufuhr von Vitamin B15 und B17 (Beeren, Leinsamen, bittere Aprikosenkerne)
- ❖ Stressabbau

3.14.1. Demenzerkrankungen

15% aller 65-Jährigen leiden in irgendeiner Form unter einer Demenz, im Alter von 85 Jahren sogar jeder Dritte. **Erstaunlicherweise gibt es in der Tierwelt keine neurodegenerativen Erkrankungen.** Sie scheinen also in der Natur nicht vorgesehen zu sein.

Die häufigste Form der Demenz ist die Alzheimerkrankheit. Sie ist durch den Verlust von Gehirnzellen gekennzeichnet, die Acetylcholin erzeugen. Eine weitere häufige Demenzform ist eine verminderte Durchblutung des Gehirns, die als Multi-Infarkt-Demenz bezeichnet wird.

3.14.1.1. Demenz vom Alzheimertyp (DAT)

Definition und Häufigkeit
Etwa 1 Million Menschen leiden in Deutschland unter einer Alzheimerdemenz. Jedes Jahr erkranken bei uns 150 000 Personen neu an diesem Leiden. Frauen sind häufiger betroffen als Männer. Bis 2030 wird mit 2 Millionen Betroffenen gerechnet.

Beim Morbus Alzheimer kommt es zu einem Untergang von Hirnzellen vor allem im Hippocampus und in der Großhirnrinde. Typisch sind extrazelluläre Amyloidablagerungen, falsch zugeschnittene Eiweiße, die nicht mehr abtransportiert werden, und intrazelluläre Neurofibrillenbündel. Das neurotoxische Beta-Amyloid-Protein lockt immunkompetente Mikrogliazellen an, die entzündliche Prozesse auslösen. Der Verlust von Acetylcholin hat massive Auswirkungen auf Lernprozesse, Gedächtnis und kognitives Verhalten. Gedächtnissignale werden nicht mehr so gut weitergeleitet.

Oxidativer Stress ist an der Entwicklung und dem Fortschreiten der Alzheimer-Demenz maßgeblich beteiligt. Umso wichtiger sind ausreichend antioxidative Schutzstoffe. Länger währender Vitaminmangel trägt entscheidend zur Alzheimererkrankung bei. Vitamin A, C und E fehlen häufig bei Alzheimerpatienten. **Vor allem Vitamin C und E bremsen den geistigen Zerfall, beugen der Alzheimererkrankung vor.**

Substitution von Mikronährstoffen

- Hohe Dosen **Vitamin E** (400-800 mg täglich) und **Vitamin C** (1-3 g täglich) führen bei Alzheimerpatienten auch zur deutlichen Verbesserung der Symptome.
- Hilfreich sind außerdem **Vitamin B6, Folsäure und Vitamin B12.**
- Durch **Omega 3-Fettsäuren** können die kognitiven Funktionen bei der Alzheimer-Demenz verbessert werden.

Auch **Gedächtnistraining** kann die Symptome verbessern, da dadurch vermehrt Acetylcholin gebildet wird.

3.14.1.2. Multi-Infarkt-Demenz (Arteriosklerotische Demenz)

Eine andere häufige Demenzform ist bedingt durch eine verminderte Durchblutung des Gehirns. Die Multi-Infarkt-Demenz ist die Folge mehrfacher kleiner Schlaganfälle, wobei jeder Schlaganfall einen kleinen Abschnitt des Gehirns beschädigt. **Ursache sind arteriosklerotische Veränderungen der Hirngefäße.** Bei der Arteriosklerose spielen oxidative Prozesse durch Freie Radikale und entzündliche Vorgänge eine wichtige Rolle. Die Oxidation des LDL- Cholesterins bei niedrigen Plasmaspiegeln der Vitamine C und E wird als ein wesentliches Ereignis bei der Entstehung der Arteriosklerose angesehen. Vitamin E hemmt zusätzlich entzündliche Gefäßprozesse.

3.14.2. Parkinson Syndrom

<u>Definition und Häufigkeit</u>
In Deutschland sind 250000 bis 400000 Personen von der Krankheit betroffen. Die Prävalenz bei über 80-jährigen liegt bei fast 3%: Etwa 10% der Betroffenen sind bei Ausbruch der Erkrankung jünger als 40 Jahre. Die Krankheit entsteht aufgrund der Degeneration von Nervenzellen im mittleren Bereich des Gehirns (Substantia nigra), die normalerweise für die Produktion von Dopamin zuständig sind. Die Leitsymptome Bewegungsarmut (Akinese), Muskelsteifigkeit (Rigor) und Zittern (Tremor) sind Ausdruck des gestörten Gleichgewichts zwischen Dopamin, Glutaminsäure und Acetylcholin. Es werden vor allem oxidative Schäden durch Freie Radikale für die Zelldefekte verantwortlich gemacht.

In Studien an Affen und Mäusen konnte Tetrahydroisoquinolin (TIQ) Parkinson auslösen. **TIQ ist regelmäßig Bestandteil von Milch, besonders von Käse.** Kuhmilch enthält 7,5 bis 16 ng pro Milliliter Prolaktin, das eine Wechselwirkung mit Dopamin eingeht. Bei Morbus Parkinson ist der Eisenstoffwechsel im Gehirn verändert. Lactoferin-Rezeptoren sind in dopaminergen Gehirnregionen erheblich aktiver. Ein Liter Kuhmilch enthält 0,1 g des Eisen bindenden Proteins Lactoferrin.

Antioxidanzien (Vitamin C und Vitamin E) können den Krankheitsverlauf hinauszögern. In einer Studie an Patienten im Frühstadium des Morbus Parkinson konnte durch die tägliche Einnahme von 3 g Vitamin C und 2 g Vitamin E die Dopa-Pflichtigkeit um mehr als 2 Jahre hinausgeschoben werden. Bei Parkinsonpatienten ist eine deutliche Verbesserung der Symptomatik beobachtet worden, wenn frühzeitig Tyrosin anstelle von L-Dopa als Vorstufe des Dopamins oral gegeben wurde. Hilfreich sind auch Omega 3-Fettsäuren und B-Vitamine.

3.15. Organversagen

3.15.1. Nierenversagen (Niereninsuffizienz)

Nieren schädigende Faktoren
- Proteinüberschuss in der Nahrung belastet die Nieren
- Hoher Kochsalzkonsum in der Nahrung überanstrengt die Nieren
- Übersäuerung belastet die Nieren
- **Ablagerung von Säuren im Nieren-Bindegewebe**
- **Sklerose der Nierengefäße bei Hypertonie und Diabetes mellitus**
- **Schädigung der Nieren durch Autoimmunprozesse.**

3.15.2. Herzversagen (Herzinsuffizienz)

Herz schädigende Faktoren
- Minderversorgung des Herzens mit Sauerstoff wegen Vitamin B15-Mangel
- Kardiomyopathie durch das Milchenzym Xanthinoxidase
- **Ablagerung von Säuren im Herz-Bindegewebe.**
- **Koronarsklerose**

3.15.3. Leberschrumpfung (Leberzirrhose)

Leber schädigende Faktoren
- Mangel an Unterstützung bei der Entgiftung durch Mangel an Vitamin B15
- Ablagerung von Säuren im Leber-Bindegewebe
- Mangel an Mikronährstoffen wie Vitamin B2, Selen.
- **Hepatotoxische Substanzen wie Alkohol und Medikamente.**

3.16. Alterungsprozesse

Alterskrankheiten sind nicht auf das Alter, sondern auf Jahrzehnte lange Fehlernährung, Übersäuerung, Vitalstoffmangel und damit verbundene Stoffwechselprobleme zurückzuführen. Bei Angehörigen von Naturvölkern ist hohes Alter nicht gleichbedeutend mit chronischen Krankheiten, Behinderung und Pflegebedürftigkeit. Sie sind oft bis ins hohe Alter gesund, aktiv, vital und selbstständig.

Drei wesentliche Ursachen für Alterungsprozesse

1. Zunehmende Schädigung durch Milchprodukte
Mit zunehmendem Alter lassen auch bei Europäern die Laktase- und Galaktokinaseaktivität immer mehr nach. Milch- und Schleimzucker werden deshalb immer schlechter vertragen (Laktose- und Galaktoseintoleranz). Folgen sind typische Alterserkrankungen wie chronische Darmbeschwerden, Vitaminmangel, Immunschwächung, Blutarmut, Osteoporose und Grauer Star.

2. Zunehmende Übersäuerung im Alter
Nachlassendes Durstgefühl, zu wenig Kauen, eine träge Verdauung, Bewegungsmangel, eine flache Atmung, zahlreiche Arzneimittel und Stress durch Schmerz, Krankheit, Alleinsein und Trauer fördern beim alten Menschen eine immer ausgeprägtere Übersäuerung des Organismus. Auf die vielfältigen negativen Folgen einer chronischen Übersäuerung wurde in diesem Buch bereits mehrfach hingewiesen.

3. Folgen chronischer Schädigung
Eine chronische Ablagerung von Säureschlacken im Bindegewebe, eine zunehmende Sklerose der Arterien und chronische Schäden durch Autoimmunprozesse beeinträchtigen beim älteren Menschen immer mehr den Stoffwechsel und die Funktionen der Organe. Herzinfarkte, Schlaganfälle, Niereninsuffizienz, Hirnleistungsschwäche und Krebserkrankungen sind deshalb im höheren Alter häufiger.
Eine Umstellung der Ernährung, Einschränkung der Genussgifte, regelmäßige Bewegung und Stressabbau durch Verbesserung der sozialen Umstände sind für den älteren Menschen zur Erhaltung der Lebensqualität besonders wichtig.

4. Auswege aus der Sackgasse

4.1. Gesunde Ernährung

Eine Ernährung, die Voraussetzung für die Erhaltung der Gesundheit und Vitalität ist, umfasst folgende Punkte:

1. <u>Möglichst wenig tierische Eiweiße und Fette</u>

❖ **Keine Milchprodukte stattdessen Sojaprodukte**
Man sollte Sojaprodukte aus biologischem Anbau bevorzugen. Soja enthält hochwertiges pflanzliches Eiweiß, gesunde Fette, ein günstiges Natrium-Kalium-Verhältnis und schützende Pflanzenhormone.

❖ **Keine Wurstwaren**
Wurstwaren enthalten neben tierischen Eiweißen und Fetten große Mengen an Kochsalz und Nitriten.

❖ **Wenig oder kein Fleisch**
Wegen des tierischen Eiweißes sollte auch der Verzehr von magerem Fleisch deutlich eingeschränkt werden. Schweinefleisch ist besonders wegen der unnatürlichen Fütterung der Schweine mit Getreide generell nicht zu empfehlen. Menschen mit der Blutgruppe A oder AB sollten möglichst kein rotes Fleisch (Rind, Kalb, Lamm, Wild) essen, da sie aufgrund eines Mangels an Magensäure und Alkalischer Phosphatase rotes Fleisch nur unvollständig verdauen können. Weißes Fleisch (Huhn, Pute) wird besser vertragen. Die Fleischmenge sollte auf maximal 1-2 Portionen a 100g pro Woche beschränkt werden. Menschen mit der Blutgruppe 0 und B können rotes Fleisch besser verdauen, da sie mehr Magensäure und Alkalische Phosphatase bilden. 2 bis 3 Portionen a 100g Fleisch pro Woche sind mit ihrer Gesundheit vereinbar.

❖ **Gelegentlich fetter Fisch**
Auf Fisch sollte trotz des tierischen Eiweißes nicht ganz verzichtet werden. 1 bis 2 Mal pro Woche 100 bis 150g Fisch liefert wertvolle Omega 3-Fettsäuren.

2. Möglichst wenig Zucker und Weißmehlprodukte

❖ **Keine Getränke, die Kristallzucker (Saccharose) enthalten**
Besonders viel Zucker (bis 200g pro Liter) findet man in Limona-
dengetränken (Cola, Fanta, süßer Sprudel), Fruchtnektar und Zitro-
nenteegetränken.

❖ **Möglichst wenig Süßigkeiten und zuckerhaltige Nahrungsmittel**
Als Ersatz für Schokolade, Gummibärchen und Bonbons bieten sich
Trockenfrüchte, Früchte und Nüsse an. Ideal ist eine Mischung aus
Trockenfrüchten und Nüssen, das sogenannte „Studentenfutter". Es
ist für Prüfungen gut geeignet, weil Trockenfrüchte und Nüsse nicht
wie reiner Zucker zu starken Blutzuckerschwankungen mit Konzentrationsstörungen führen.
Ketchup und andere verarbeitete Nahrungsmittel enthalten oft erhebliche Mengen an Kristallzucker.

❖ **Statt Weißmehlprodukte Vollkornprodukte**
Brot ist bei uns eines der wichtigsten Grundnahrungsmittel. Statt
Weißbrot, helle Brötchen, Brezeln und anderen Weißmehlprodukten
sollten Brot und Brötchen aus dem vollen Korn verzehrt werden. Im
vollen Korn befinden sich wesentlich mehr Vitamine, Mineralien,
Spurenelemente und Ballaststoffe. Vorsicht ist jedoch bei Weizenvollkornprodukten geboten.
Teigwaren aus Hartweizengrieß können durch Dinkelteigwaren, am
besten auch aus dem vollen Korn, ersetzt werden.

3. Möglichst wenig Kochsalz

❖ **Stark gesalzene, geräucherte oder gepökelte Nahrungsmittel vermeiden**
Salzige Snacks, Dosennahrung, geräucherte Fleisch- und Fischwaren
enthalten große Mengen an zugesetztem Kochsalz (NaCl).

❖ **Mit Kräutern anstatt mit Salz würzen**
Wenn man mit weniger Kochsalz würzt, sinkt mit der Zeit die „Salz-
schwelle", das heißt, es werden bereits kleinere Mengen an Kochsalz
wahrgenommen. Dadurch kommt man beim Würzen mit weniger
Kochsalz aus.

❖ **Statt raffiniertem Kochsalz Meersalz benutzen**
Unraffiniertes Meersalz enthält wesentlich weniger Natriumchlorid (NaCl) und zusätzlich andere wertvolle Mineralien wie Kalium, Magnesium und Kalzium.

4. Zufuhr von Omega 6-Fettsäuren und Omega 3-Fettsäuren im Verhältnis von 4 zu 1

❖ **Beschränkung der Zufuhr von Omega 6 - Fettsäuren**
Die beiden wichtigsten Omega 6-Fettsäuren sind Linolsäure und Arachidonsäure. Reich an Linolsäure sind Sonnenblumen-, Maiskeim- und Distelöl sowie Margarinen aus Sonnenblumenöl und Frittieröle. Die Omega 6-Fettsäuren-reichen Öle sollten gemieden werden. Viel Arachidonsäure befindet sich in Fleisch, besonders in Schweinefleischprodukten, Innereien, Eier und Käse.

❖ **Vermehrte Aufnahme von Omega 3 - Fettsäuren**
Besonders viel Omega 3-Fettsäuren enthalten Leinsamen, Rapsöl, Walnüsse, grünes Blattgemüse und fetter Fisch (zum Beispiel Lachs, Thunfisch, Hering). Wenn man kein Fisch mag oder ihn wegen der tierischen Eiweiße meiden muss, können Fischölkapseln eingenommen werden.
Es ist ratsam, ausschließlich Olivenöl, Rapsöl, Leinöl und Nussöle zu konsumieren.

5. Verzehr von 8 Portionen Gemüse, Obst und Salat täglich

❖ **3 – 4 Portionen Gemüse pro Tag**
Das Gemüse sollte zu 50% als Rohkost gegessen werden. Gedünstetes Gemüse sollte noch bissfest sein. Eine Portion kann in Form von 200 ml Gemüsesaft konsumiert werden.

❖ **3 – 4 Portionen Obst pro Tag**
Bereits vor dem Frühstück kann ein Apfel oder anderes Obst gegessen werden. Als gesunder Nachtisch oder für ein Müsli eignet sich Obst sehr gut. Man sollte darauf achten, dass das Obst reif ist.

6. Vermehrte Zufuhr von Pangamsäure (Vitamin B15) und Amygdalin (Vitamin B17)

❖ **Mehr Hirse, Buchweizen und Hülsenfrüchte**
Es ist sinnvoll, die alten Getreide wie Hirse und Buchweizen öfters in den Speiseplan einzubauen. Sie haben auch den Vorteil, dass sie im Gegensatz zu Dinkel und Roggen glutenfrei sind. Auch wegen der hochwertigen Ballaststoffe sollte man mindestens 2-mal pro Woche Hülsenfrüchte verzehren.

❖ **Regelmäßiger Verzehr von Beeren und Walnüssen**
Beim Beerenobst werden im Gegensatz zum Steinobst die Samen der Früchte mitgegessen. Es ist nicht ratsam, die Samen wie beim Gelee aus der Marmelade zu entfernen.

❖ **Regelmäßiger Verzehr von Samen**
Apfelkerne und bittere Aprikosenkerne enthalten sehr viel Vitamin B15 und B17.Beide Samen sollten zerbissen oder gemahlen werden. Wegen des bitteren Geschmacks ist es sinnvoll, sie zusammen mit Früchten oder Trockenfrüchten zu essen. Zur Krebsvorbeugung wird ein Aprikosenkern pro 5 kg Körpergewicht empfohlen.

14 Ernährungsempfehlungen zur Vorbeugung und Behandlung von Krankheiten

Nicht oder wenig essen

- **Keine Milchprodukte und keine Wurstwaren**
- **Keine Getränke mit Zusatz von Haushaltszucker** (Limonaden, Fruchtnektar, Zitronenteegetränke)
- **Keine stark gesalzenen, geräucherten oder gepökelten Nahrungsmittel**
- **Kein Sonnenblumen-, Distel- oder Maiskeimöl,** nur Olivenöl, Rapsöl, Leinöl und Nussöle verwenden
- **Möglichst wenig Süßigkeiten und zuckerhaltige Fertigprodukte**
- **Maximal 1 bis 2 Portionen (150g) Fleisch pro Woche,** besser helles Fleisch (Pute, Huhn)
- Maximal 2 Eier pro Woche.

Häufig oder regelmäßig essen

- **Vier Portionen Gemüse täglich,** 50% Rohkost
- **Vier Portionen Obst täglich,** auch **Beeren** und **2 Äpfel** mit Kernen pro Tag
- **Zwei bis vier Portionen Hülsenfrüchte pro Woche**
- **Zwei Portionen (150g) fetter Fisch pro Woche**
- **Vollkornprodukte** (kein Weizen) anstatt Weißmehlprodukten
- Mit Kräutern würzen, **Meersalz** anstatt raffiniertem Salz verwenden
- Regelmäßiger Verzehr von **Leinsamen, Walnüssen** und **ein bitterer Aprikosenkern pro 5 kg Körpergewicht.**

4.2. Einschränkung der Genussmittel

<u>Sich das Rauchen abgewöhnen</u>
Da Rauchen eine erhebliche zusätzliche Belastung für die Gesundheit ist, sollte ein gesundheitsbewusster Mensch auf das Rauchen verzichten. Mit dem Rauchen aufhören ist schwer. Viele Raucher haben einen oder mehrere missglückte Versuche zur Raucherentwöhnung hinter sich.
Verhaltenstherapeutische Nichtraucherkurse sollen die höchste Erfolgsquote für dauerhaftes Nichtrauchen aufweisen. Durch zusätzlichen Einsatz von Nikotinersatzpräparaten (zum Beispiel Nikotinpflaster, Nikotinkaugummis) können die Erfolgsraten weiter gesteigert werden, da die auftretenden Entzugssymptome gemildert werden. Auch Akupunktur und Hypnose werden bei der Nikotinentwöhnung mit teilweise gutem Erfolg eingesetzt.
Grundvoraussetzung für den Erfolg der Raucherentwöhnung ist der eigene Entschluss, das Rauchen aufzuhören und mit festem Willen dauerhaft daran festzuhalten.

<u>Mäßiger Alkoholkonsum</u>
Gelegentlich ein Glas Rotwein kann wegen der wertvollen Sekundären Pflanzenstoffe durchaus eine gute Medizin sein. Um die wertvollen Inhaltsstoffe der Weintrauben für sich zu nutzen, sind auch ein Glas Traubensaft oder Rosinen ausreichend. Wer auf den Alkohol nicht verzichten will, sollte jedoch den Alkoholkonsum auf ein vernünftiges Maß beschränken. **Frauen kann täglich maximal ein achtel Liter Wein, Männer ein viertel Liter empfohlen werden.** Bier und andere alkoholische Getränke haben bei weitem nicht den gesundheitlichen Nutzen wie Wein, besonders Rotwein.

<u>Mäßiger Kaffeekonsum</u>
Vor allem nervöse und gestresste Menschen trinken über den Tag verteilt erhebliche Mengen an starkem Kaffee. Zehn und mehr Tassen Kaffee täglich sind keine Seltenheit. Besonders gesundheitsschädlich wird die Tasse Kaffee, wenn sie mit Milch und Zucker genossen wird. Es kann auf diese Weise zusätzlich eine große Menge an Milch und Zucker aufgenommen werden. Auch Kaffee hat wegen der Sekundären Pflanzenstoffe neben schädlichen auch positive Eigenschaften.
Empfehlenswert sind maximal 2 – 3 Tassen Kaffee pro Tag. Wer den Kaffee nicht schwarz trinken will, kann Sojamilch verwenden. Auf den Zucker sollte möglichst verzichtet werden.

4.3. Regelmäßige Ausdauerbewegung

Von großer Bedeutung für die Gesundheit ist der Abbau des Bewegungsmangels. Denn, wer rastet, der rostet, und zwar ganzkörperlich. **Man sollte im Alltag jede Gelegenheit nutzen, sich zu bewegen.** Etwa Treppensteigen anstatt mit dem Aufzug fahren, oder kürzere Wege nicht mit dem Auto, sondern zu Fuß zurücklegen. Bei einem bewegungsarmen Lebensstil, wie er heute in den Industrieländern besteht, reichen Alltagsbewegungen meistens nicht mehr aus. Ein regelmäßiges Ausdauertraining wird unter den heutigen Lebensbedingungen immer notwendiger.

Körperliche und geistige Veränderungen durch Ausdauerbewegung
Durch Ausdauertraining kommt es zu einer zunehmenden Dominanz des Parasympathikus mit einer Umschaltung auf Erholung, zu einer allgemeinen Herz- und Stoffwechselökonomisierung und zu einer psychischen Dämpfung im Sinne einer erhöhten „inneren Ruhe" und Ausgeglichenheit.

Herz, Gefäße, Blut
Die Herzökonomisierung zeigt sich in einem **vergrößerten Herzschlagvolumen** und einem **verminderten Ruhe- und Belastungspuls.** Besonders im Muskel, aber auch in anderen Organen, kommt es als Anpassung an die zunehmende Belastung zu einer **Vermehrung der Blutgefäße,** besonders der Kapillaren, und zu einer **Kollateralenbildung.** Auch die **Elastizität der Gefäße nimmt zu.** Eine Vermehrung der im Blut befindlichen Eiweißkörper, besonders der Albumine, und ein Anstieg von Aldosteron bewirken eine **Blutvolumenzunahme um bis zu 40%.** In Folge nimmt auch die Zahl der Erythrozyten zu. Da die Erythrozytenzunahme geringer ist als die Zunahme des Blutvolumens, **verringert sich die Viskosität (Zähigkeit) des Blutes.** Es kommt zu einer **Blutverdünnung.** Der Hämatokrit sinkt von 45 auf 42 Vol %.
Folge der Herzökonomisierung ist eine **deutliche Herzentlastung.** Da der Ruhepuls um ca. 20 Schläge pro Minute sinkt, erspart sich das Herz etwa 25% seiner Arbeit, kann praktisch 20 Jahre länger schlagen.
Die Vermehrung und Elastizitätszunahme der Blutgefäße sowie die Dominanz des Parasympathikus in Ruhe bewirken eine **Blutdrucksenkung.** Trotzdem wird der Körper **besser durchblutet und besser mit Sauerstoff versorgt.** Durch die Blutverdünnung und Zunahme der Fibrinolyse wird das **Thromboserisiko vermindert.**

Lunge

Die Atmung wird ebenfalls ökonomischer, die Atemreserven werden größer, insgesamt **steigt das Leistungsvermögen des Atemsystems.** Dies zeigt sich in der Zunahme der maximalen Sauerstoffaufnahme (VO2 max), der Vitalkapazität und des Atemminutenvolumens. In Ruhe nimmt deshalb die Atemfrequenz ab. Die Atemmuskulatur (Zwischenrippenmuskeln und Zwerchfell) wird kräftiger. **Die Lungenkapazität nimmt deutlich zu.**

Stoffwechsel

Eine Stoffwechselökonomisierung zeigt sich in einer Zunahme der fettverbrennenden Enzyme im Muskel und in einer **Abnahme der Blutfette** insgesamt. Das günstige HDL-Cholesterin steigt im Blut an, das ungünstige LDL-Cholesterin nimmt ab. Bei Ausdauertrainierten wird auch wesentlich schneller neu aufgenommenes Fett aus dem Blut entfernt. Da die Insulinrezeptoren empfindlicher für Insulin werden, **verringert sich die Insulinproduktion.** Auch die Harnsäure im Blut sinkt. Blutdrucksenkung, Abnahme der Blutfette und des Blutzuckers **verzögern die Entwicklung einer Arteriosklerose erheblich.**

Muskel

Der trainierte Muskel verändert sich gravierend. Mitochondrien (Kraftwerke der Zelle), Sauerstoffenzyme und die Speicherkapazität für Sauerstoff, Kohlenhydrate und Fett nehmen deutlich zu. **Der Muskel wird zunehmend zum Selbstversorger.**

Immunsystem

Umfangreiche Veränderungen ergeben sich außerdem bei einem Ausdauertraining im Sauerstoffbereich im Immunsystem. Es kommt zu einem deutlichen Anstieg der B- und T- Lymphozytenzahl. Die Funktion der Makrophagen (Fresszellen) verbessert sich. **Die Zahl und Funktion der Natürlichen Killerzellen,** die Viren abwehren und Krebszellen vernichten, **nehmen ebenfalls deutlich zu.** Ein gestärktes Immunsystem führt zu einer **geringeren Infektanfälligkeit, erkennt und vernichtet zuverlässiger im Körper immer wieder entstehende Krebszellen.**

Gehirn und Psyche

Das Gehirn bekommt bis zu 100% mehr Sauerstoff. Mitochondrien, Blutgefäße und neuronale Netze im Gehirn vermehren sich allmählich erheblich.

Das Gehirn wird besser durchblutet und wird leistungsfähiger. Ausdauerbewegung hat vielfältige positive Auswirkungen auf Geist und Psyche:

- Vermehrte Durchblutung und verbesserte Sauerstoffversorgung des Gehirns, Zunahme des ACTH sowie psychische Ausgeglichenheit **verbessern die Konzentrationsfähigkeit, die Merkfähigkeit, die Kreativität und Intelligenz.**
- Studien haben gezeigt, dass regelmäßiges Laufen bei **Depressionen** ebenso effektiv ist wie Medikamente und Psychotherapie, die Wirkung länger anhält und Nebenwirkungen fehlen. Auch die Gefahr eines **Burnout-Syndroms** ist geringer.
- **Psychosomatische Beschwerden und Ängste werden gebessert.**
- Allmählich wird der **Schlaf erholsamer,** REM-Schlaf und Tiefschlafphasen nehmen zu.
- Laufen **reduziert die Stressbelastung** und **erhöht die Stressbewältigung.**
- Ausdauertraining verändert die Persönlichkeit im Sinne von **mehr Extraversion** (offener, sozial zugänglicher) **und weniger Neurotizismus.** Auch das **Selbstbewusstsein nimmt zu,** da das Selbstbild dem Idealbild näher kommt.

Grundregeln für ein Lauftraining

- **Nicht zu schnell laufen:**
  Der **Gesundheitspuls liegt bei etwa 75% der maximalen Herzfrequenz (Hfmax),** die sich ungefähr mit der Formel **220 – Lebensalter** berechnen lässt. Bei einer 40-jährigen Person beträgt die maximale Pulsfrequenz etwa 180 Schläge pro Minute. Die richtige Trainingsherzfrequenz läge dann bei 135 (130 bis 140) Schläge in der Minute. **Eine Unterhaltung sollte während des Laufens noch gut möglich sein.**
  Wenn man zu schnell läuft, kommt es zu keiner Gewichtsabnahme, da man statt Fett überwiegend Kohlenhydrate verbrennt, die wieder zugeführt werden müssen.
- **Regelmäßig laufen:** mindestens 2 bis 3 Mal pro Woche.

- **Wechselnde Reize:** unterschiedliches Tempo und unterschiedliche Streckenlänge.
- **Ausreichend Regeneration, kein Übertraining:** maximal 2-mal pro Woche eine intensivere Belastung (über 80% HFmax).
- **Langsame Steigerung des Trainingumfanges:**
  - Erhöhung der Häufigkeit des Trainings
  - Verlängerung der Dauer der Einheiten
  - Zuletzt erst Steigerung des Tempos
- **Richtiger Laufstil:** Aufrechte Körperhaltung, Kopf geradeaus, Mitschwingen der Arme, lockere Hände, **sehr wichtig ist ein tiefes, vollständiges Ausatmen.**
- **Aufwärmen vor dem Training**
- Nach dem Laufen **Stretching,** evtl. moderates Krafttraining für den Oberkörper

Gesundheitsminimalprogramm

Damit eine positive Auswirkung auf die Gesundheit eintritt, müssen pro Woche durch Ausdauertraining **mindestens 800 Kcal** verbraucht werden. Die Belastung sollte 65 bis 80% der maximalen Herzfrequenz (Hfmax) betragen. Auch ist ein einziges Training pro Woche, zum Beispiel von 60 Minuten, nicht ausreichend. Deutlich besser sind zwei Trainingseinheiten von etwa 30 bis 40 Minuten. **800 Kcal werden durch 12 km Laufen, Walking oder zügiges Gehen verbraucht. Eine Alternative sind 34 km Radfahren.**

Gesundheitsoptimalprogramm

Für die Gesundheit optimal ist ein wöchentlicher Kalorienverbrauch durch ein Ausdauertraining von 2000 Kcal. Mehr als 3000 Kcal pro Woche sollten vom gesundheitlichen Aspekt her regelmäßig nicht überschritten werden. **2000 Kcal entsprechen etwa 30 km Laufen, Walking oder zügiges Gehen. Mit dem Fahrrad müssen entsprechend etwa 80 km zurückgelegt werden.**

Möglich sind 6 mal 30 Minuten, 3 mal 60 Minuten oder 4 mal 45 Minuten. Die positiven Auswirkungen auf den Fettstoffwechsel sollen jedoch erst nach 40 Minuten besonders ausgeprägt sein. **Die Intensität sollte mindestens 65%, höchstens 80% der maximalen Herzfrequenz betragen.** Hauptbestandteil jedes gesundheitsbewussten Ausdauertrainings ist der lockere oder ruhige Dauerlauf mit 75% Hfmax.

Die vier Laufgänge

Man kann je nach Intensität des Laufens vier „Gänge" unterscheiden. Charakteristisch für die einzelnen Gänge sind bestimmte Hormone bzw. Neurotransmitter, die vermehrt ausgeschüttet werden.

Serotonin-Gang

Im ersten Gang (50 bis 70% Hfmax) wird verstärkt Serotonin ausgeschüttet, da nur wenig Adrenalin freigesetzt wird. **Serotonin hat antidepressive, stimmungsaufhellende Wirkung.** Außerdem wird im Serotonin-Gang am besten Körpergewicht reduziert, da verhältnismäßig viel Fett verbrannt wird.

ACTH-Gang

Der zweite Gang (70 bis 80% HFmax) **steigert besonders das Konzentrationsvermögen und die Kreativität,** auch wird vermehrt Wachstumshormon (STH) ausgeschüttet.

Endorphin-Gang

Im Endorphin-Gang (80 bis 90% Hfmax) kann es zum sogenannten **Runner`s High,** einem rauschähnlichen Zustand, kommen. Endorphine sind vom Körper produzierte, morphinähnliche Substanzen.

Adrenalin-Gang

Der Adrenalin-Gang (90 bis 100% Hfmax) führt zu einem erheblichen Disstress, da **über der anaeroben Schwelle** (Energiegewinnung ohne Sauerstoff) gelaufen wird.

Gewalt- und Stresslaufen

Wenn man zu häufig im Endorphin-Gang oder sogar im Adrenalin-Gang läuft, ist es für die Gesundheit schädlich. Der Marathonlauf und noch längere Strecken sind eine nicht unproblematische **Überdosis Laufen.**
Falsch ist zu schnelles, zu viel und zu ehrgeiziges Laufen, da dabei große Mengen Kortisol ausgeschüttet werden. Es kommt zur **Immunschwächung, Glasknochenbildung** und zur **Hirnatrophie** im Bereich des Hippocampus mit Nachlassen der Gedächtnisleistungen.
Laufen kann zur **Sucht** werden und zu einer **Verarmung der Persönlichkeit** führen. Es kommt unter anderem zur Gedankeneinengung auf das Laufen und zum sozialen Rückzug.

Quellen

Bartmann U., Laufen und Joggen für die Psyche, dgvt Verlag
Kleinmann D., Laufen, Schattauer
Müller-Wohlfahrt H. W., Mensch beweg dich, dtv
Steffny T. Pramann U., fit For Fun-Perfektes Lauftraining, südwest
Weineck J., Sportbiologie, Spitta
Zintl F., Ausdauertraining, blv

4.4. Stressabbau

Beides ist für unsere Gesundheit erforderlich: **mehr Bewegung und mehr Ruhe.** Stress kann entweder, wenn er nicht vermieden werden kann, durch Entspannungsmethoden oder durch Reduktion bzw. Ausschalten von Stressquellen vermindert werden.

Entspannungsmethoden

Ausdauerbewegung im Sauerstoffüberschuss
Bewegung ist eine der besten Entspannungsmethoden, denn es werden angesammelte Stresshormone durch Bewegung im Muskel verbrannt.

Entspannungs- und Meditationstechniken
Zum Beispiel Autogenes Training, Tai Chi, Yoga, Atemmeditation.

Positives Denken
Ein Glas kann je nach Einstellung halbvoll oder halbleer sein. Der positiv denkende Mensch sieht bei sich und den Mitmenschen überwiegend das Positive und Gute, ist insgesamt mit weniger zufrieden. Der negativ denkende Mensch steht ständig unter Stress, da er bei sich und bei den anderen nur das Negative und Schlechte betont. Er ist meistens mit dem Erreichten unzufrieden.

Lachen und Fröhlichkeit
Beide senken die Stresshormone, befreien die Seele von ihrer Traurigkeit. Ein ordentliches Gelächter ersetzt eine halbe Stunde Entspannungstraining.

Im Alltag **„Ruheinseln",** zum Beispiel eine Kirche, einen Park oder einen Wald, aufsuchen. Schon 15 Minuten Abschalten können ausreichen.

„Farbinseln"
Blaue oder grüne Farbtupfer, zum Beispiel im Büro, wirken entspannend und beruhigend auf die Psyche. Die Farbe Rot verstärkt Stressreaktionen.

Musik

Sie ist ein hervorragendes Mittel zur Entspannung. Besonders Musikstücke, deren Tempo etwas langsamer als der Herzschlag ist, vor allem das „Largo-Tempo", wirken beruhigend. Beschwingte Musik verbessert besonders morgens den Antrieb und hebt die Stimmung.

Entspannende Düfte: Lavendel, Orange, Rosenöl, Kamille
Stimmungsaufhellende Düfte: Grapefruit, Zitrone, Rosenöl.

Ein **kurzer Mittagsschlaf** kann die Stressbelastung reduzieren.

Ausreichender Nachtschlaf

Zum Stressabbau sind in der Regel mindestens 7 Stunden Nachtschlaf empfehlenswert.

Eine Extradosis **Antioxidanzien** (Vitamine, Sekundäre Pflanzenstoffe) sind bei Dauerstress zu empfehlen.

Reduktion von Stressquellen

Religiöse Überzeugungen

Gottvertrauen und Glaubensgewissheit steigern das Selbstwertgefühl, reduzieren Zukunfts- und Versagensängste deutlich. Gebete können entspannen und beruhigen.

Psychotherapeutische Gespräche

Vor allem zur Steigerung des Selbstwertgefühls und Verbesserung der sozialen Fähigkeiten.

Paartherapie zur Bewältigung von Beziehungskrisen.

Durch **Konsumabbau** kann eine in der heutigen Gesellschaft weit verbreitete Stressquelle ausgeschaltet werden.

<u>Kampf gegen Mobbing</u>
Strategien gegen Mobbing sind Antimobbingkonventionen, ein Mobbing-
beauftragter und die sorgfältigere Auswahl von Führungskräften, die auch
„emotionale Intelligenz" besitzen.

Abbau von Zeitdruck und Überlastung durch
- **Zeitmanagement**
- **effektivere Arbeitsabläufe**
- **Prioritätenliste**
- **Delegieren von Aufgaben.**

Soziale Gerechtigkeit durch eine soziale Politik vermindert Existenzängste.

Quellen

Axt P. Axt-Gadermann M., Die Kunst länger zu leben, Goldmann
Strunz U., frohmedizin, Heyne
Tepperwein K., Gesund für immer, Goldmann.

Anhang: Fragebogen Ernährung

<u>I. Industrielle Nahrungsmittel</u>

Raffinierter Zucker:
Cola, Fanta, süßer Sprudel, Fruchtnektar, Zitronenteegetränk (pro Woche)
o > 6 Liter (l)   o 5-6 l   o 3-4 l   o 1-2 l   o < 1 l   **o 0 l**
Bonbons, Gummibärchen, sonstige Süßigkeiten (pro Woche)
o > 200g   o 150-200g   o 100-150g   o 50-100g   **o < 50g**   o 0g
Zucker in Tee oder Kaffee
o täglich   o gelegentlich   o selten   **o nicht**

Stärke-Kohlenhydrate:
Weißbrot, helle Brötchen, Brezel, Kuchen, Crepes
o täglich   o 5-6 mal/Woche   **o 3-4 mal/Woche**   o 1-2 mal/Woche
o selten   o nicht
Helle Teigwaren, weißer Reis, Kartoffeln
o täglich   o 5-6 mal/Woche   **o 3-4 mal/Woche**   o 1-2 mal/Woche
o selten   o nicht

Gehärtete Fette:
Fertiggerichte, frittierte Speisen, z.B. Pommes Frites, Kartoffelchips,
o täglich   o 5-6 mal/Woche   o 3-4 mal/Woche   o 1-2 mal/Woche
o selten   **o nicht**
Fabrikkekse, Vollmilchschokolade (pro Woche)
o > 300g   o 250-300g   o 200-250g   o 150-200g   o 100-150g
o 10-100g   **o 0g**
Margarine
o täglich   o 5-6 mal/Woche   o 3-4 mal/Woche   o 1-2 mal/Woche
o selten   **o nicht**

Kombinationen aus tierischen Fetten und schnellen Kohlenhydraten:

Hamburger, Hot-dog, Pizza, Döner
o täglich   o 5-6 mal/Woche   o 3-4 mal/Woche   o 1-2 mal/Woche
o selten   **o nicht**

Sahneeis, Sahnejoghurt, Sahnepudding, Torte
o täglich   o 5-6 mal/Woche   o 3-4 mal/Woche   o 1-2 mal/Woche
o selten   **o nicht**

Wurstbrot, Käsebrot, Butterbrot, Butterbrezel
o täglich   o 5-6 mal/Woche   o 3-4 mal/Woche   o 1-2 mal/Woche
o selten   o nicht

Paniertes Schnitzel, Hähnchenchips
o täglich   o 5-6 mal/Woche   o 3-4 mal/Woche   o 1-2 mal/Woche
o selten   **o nicht**

II. Tierische Nahrungsmittel

Gesättigte Fette und tierische Eiweiße:
Wurst, Schinken, Speck (pro Woche)
o > 600g   o 400-600g   o 200-400g   o 100-200g   o 10-100g   **o 0g**
Rotes Fleisch (Schwein, Rind, Kalb, Lamm, Wild) (pro Woche)
o > 1000g   o 800-1000g   o 500-800g   o 300-500g   o 100-300g
o 10-100g   **o 0g**
Weißes Fleisch (Huhn, Pute)
o täglich   o 5-6 mal/Woche   o 3-4 mal/Woche   **o 1-2 mal/Woche**
o selten   o nicht
Käse (pro Woche)
o > 300g   o 250-300g   o 200-250g   o 150-200g   o 100-150g
o 10-100g   **o 0g**
Milch (pro Woche)
o > 3 l   o 2,5-3 l   o 2-2,5 l   o 1,5-2 l   o 1-1,5 l   o 0,5-1 l
o < 0,5 l   **o 0 l**
Sahne, Sahneeis, Joghurt, Quark, Molke
o täglich   o 5-6 mal/Woche   o 3-4 mal/Woche   o 1-2 mal/Woche
o selten   o nicht

Butter

o täglich   o 3-6 mal pro Woche   o 1-2 mal pro Woche   **o selten**
o nicht

Eier (Anzahl pro Woche)

o > 6   o 5-6   o 4-5   o 3-4   o 2-3   **o 1-2**   o 0

III. Pflanzliche Lebensmittel

Gemüse, Gemüsesäfte: (Portionen a 150g oder 200 ml Saft)
o 3-5 täglich   o 1-2 täglich   o 5-6/Woche   o 3-4/Woche
o 1-2/Woche   o nicht

Kreuzblütlergemüse: Brokkoli, Rosenkohl, Blumenkohl, Kohl, Grünkohl, Chinakohl, Kohlrabi, Rettich, Brunnenkresse
o täglich   **o 5-6 mal/Woche**   o 3-4 mal/Woche   o 1-2 mal/Woche
o selten   o nicht

Alliumgemüse: Zwiebel, Knoblauch, Lauch, Lauchzwiebel
o täglich   o 5-6 mal/Woche   o 3-4 mal/Woche   o 1-2 mal/Woche
o selten   o nicht

Salat, Rohkostsalat
Blattsalate, Gurken, Möhren, Kohlrabi, Rettich, Kohl
o täglich   o 5-6 mal/Woche   o 3-4 mal/Woche
o 1-2 mal/Woche   o selten   o nicht

Hülsenfrüchte:
Erbsen, grüne Bohnen, weiße Bohnen, Linsen
o täglich   o 5-6 mal/Woche   **o 3-4 mal/Woche**   o 1-2 mal/Woche
o selten   o nicht

Sojaprodukte: (Portionen a 250 ml Milch, oder 50g Tofu, oder 125g Jogurt)
Sojamilch, Tofu, Sojajogurt, Sojasauce, Sojabohnen
o 1-2 täglich   **o 5-6/Woche**   o 3-4/Woche   o 1-2/Woche   o selten
o nicht

Obst, Trockenobst, reine Fruchtsäfte: (Portionen a 100g/20g/200 ml)
o 3-5 täglich   o 1-2 täglich   o 5-6/Woche   o 3-4/Woche
o 1-2/Woche   o nicht

Beeren: Heidelbeeren, Himbeeren, Brombeere, Erdbeeren, Cranberry
o täglich   o 5-6 mal/Woche   **o 3-4 mal/Woche**   o 1-2 mal/Woche
o selten   o nicht
Zitrusfrüchte: Grapefruit, Zitrone, Apfelsine, Mandarine
o täglich   o 5-6 mal/Woche   o 3-4 mal/Woche   o 1-2 mal/Woche
o selten   o nicht
Äpfel:
o 3-4 täglich   **o 1-2 täglich**   o 5-6/Woche   o 3-4/Woche
o 1-2/Woche   o selten

Vollkornprodukte: aus Dinkel, Roggen, Hafer, Hirse, Buchweizen, Vollreis
Brot, Brötchen, Kuchen
o täglich   o 5-6 mal/Woche   o 3-4 mal/Woche   o 1-2 mal/Woche
o selten   o nicht
Teigwaren, Flocken
o täglich   o 5-6 mal/Woche   **o 3-4 mal/Woche**   o 1-2 mal/Woche
o selten   o nicht

Nüsse: z.B. Walnüsse, Mandeln, Haselnüsse (Portionen a 30g)
o täglich   o 5-6 mal/Woche   o 3-4 mal/Woche   o 1-2 mal/Woche
o selten   o nicht
Samen: z.B. Kürbiskerne, Sesam, Aprikosenkerne
o täglich   o 5-6 mal/Woche   o 3-4 mal/Woche   o 1-2 mal/Woche
o selten   o nicht

Omega 3 Fettsäuren:
Fetter Fisch: z.B. Lachs, Thunfisch, Makrele, Hering, Sardine
o 4-7 mal pro Woche   **o 2-3 mal pro Woche**   o 1 mal pro Woche
o selten   o nicht
Leinsamen: (Portionen a 1-2 Esslöffel)
o 1 täglich   **o 5-6/Woche**   o 3-4/Woche   o 1-2/Woche   o selten
o nicht
Leinöl: (Portionen a 1-2 Esslöffel)
o 1 täglich   **o 5-6/Woche**   o 3-4/Woche   o 1-2/Woche   o selten
o nicht

Kräuter:
o **täglich**   o 5-6 mal/Woche   o 3-4 mal/Woche   o 1-2 mal/Woche
o selten   o nicht
Kurkuma, Curry:
o **täglich**   o 5-6 mal/Woche   o 3-4 mal/Woche   o 1-2 mal/Woche
o selten   o nicht

Grüner Tee:
o **> 500 ml täglich**   o 250 – 500 ml täglich   o 1 Liter/Woche   o selten
o nicht

Rotwein:
o > 250 ml täglich   o 100 – 250 ml täglich   **o 0,5 – 1 Liter/Woche**
o selten

Empfehlenswert sind möglichst wenig industrielle Nahrungsmittel, nur wenig tierische Nahrungsmittel und viele pflanzliche Lebensmittel.
(Empfohlene Menge fett gedruckt)